Zuleger/Staubesand
Atlas of the Central Nervous System in Sectional Planes

Atlas of the Central Nervous System in Sectional Planes

Selected Myelin Stained Sections of the Human Brain and Spinal Cord

Susanna Zuleger, M.D.
Jochen Staubesand, M.D.
Anatomic Institute of the Albert-Ludwig University, Freiburg

Foreword by
Malcolm B. Carpenter, M.D.
Hershey College of Medicine
Pennsylvania State University

38 sections   96 illustrations

Urban & Schwarzenberg · Baltimore - Munich 1977

Authors' addresses:

Dr. Susanna Zuleger, Akademische Direktorin, Anatomisches Institut der Albert-Ludwigs-Universität, Albertstraße 17, D–7800 Freiburg i. Br.

Professor Dr. med. Jochen Staubesand, Direktor des Anatomischen Instituts der Albert-Ludwigs-Universität, Albertstraße 17, D–7800 Freiburg i. Br.

Urban & Schwarzenberg, Inc.
7 East Redwood Street
Baltimore, Maryland 21202

Library of Congress Cataloging in Publication Data

Zuleger, Susanna, 1920-
Atlas of the central nervous system in sectional planes.

   Translation of Schnittbilder des Zentralnervensystems.
   Bibliography: p.
   Includes index.
   1. Central nervous system-Atlases. I. Staubesand, Jochen, 1921-   joint author. II. Title.
QM455.Z8413   611'.81'0222   77-2159
ISBN 0-8067-2201-0

CIP-Kurztitelaufnahme der Deutschen Bibliothek

Zuleger, Susanna
Atlas of the central nervous system in sectional planes : selected myelin stained sections of the human brain and spinal cord / Susanna Zuleger ; Jochen Staubesand. – 1. ed. – Baltimore, Munich [München] : Urban & Schwarzenberg, 1977.
   Dt. Ausg. u.d.T.: Zuleger, Susanna: Schnittbilder des Zentralnervensystems
   ISBN 0-8067-2201-0 (Baltimore)
   ISBN 3-541-72201-0 (München)

NE: Staubesand, Jochen:

ISBN 0-8067-2201-0 Urban & Schwarzenberg Baltimore–Munich
ISBN 3-541-72201-0 Urban & Schwarzenberg München–Wien–Baltimore

Preface

One's ability to picture spatial relations is severely tested by the anatomy of the central nervous system, especially the brain. Complicated macroscopic structures, nuclei and tracts whose topographical and functional relationships are not self-evident are compressed into a restricted space. They often remain unclear after the study of textbook illustrations in a single plane. It is hoped and intended that this volume of illustrations will help clarify these relationships.

This atlas presents all essential structures, repeatedly in a series of frontal, sagittal and horizontal sections with stained myelin sections. The user of this book may therefore select structures that are already familiar to him through description in textbooks or lectures and follow them through various levels.

The illustrations are derived from a series of stained 40-μm thick sections of the human brain and spinal cord from the instructional collection at the Anatomic Institute of Freiburg University. The specimens were prepared during the chairmanship and at the instigation of Professor *Kurt Goerttler* and were produced with impeccable technique by his chief slide technician, *F. Geiger*.

In painstaking work which extended over several years selected sections were sketched for this book by Walter Wohlschlegel. The esthetic appeal of these illustrations is a result of his artistic talents and morphological perception. The sketches have been reproduced without leaders in order to preserve every detail. However, all visible structures are pointed out in supplemental illustrations on facing pages.

We are indebted to the publishing firm of Urban & Schwarzenberg, and especially Michael Urban, for their great interest in this project and for their immediate willingness to publish the book. Our thanks are due also to Dr. R. Degkwitz and K. Gullath at Urban & Schwarzenberg for their understanding and skillful presentation of our plans and ideas.

Freiburg, June 1976 *S. Zuleger*
J. Staubesand

Foreword

This first English edition of Drs. Zuleger and Staubesand's atlas of the central nervous system has been prepared from superb sections cut in horizontal, sagittal and frontal planes. Selected sections have been carefully and faithfully drawn and reproduced in beautiful detail. Each plate has been produced twice, once with legends and one without; these drawings are on facing pages and vary slightly in size.

Although the student usually studies only frontal brain sections, this does not provide the three dimensional concepts needed to fully understand spatial relationships within the central nervous system. At a time when computerized tomography is changing the diagnostic approaches to many diseases, there is a special need for a more complete understanding of central nervous system organization. This atlas is complete enough to satisfy this requirement. Because each plate is reproduced twice, the student could in a sense use this atlas to program his studies of the central nervous system.

This relatively small but complete atlas should be very instructive and useful to the student in his study of the central nervous system.

Hershey, January 1977   *Malcolm B. Carpenter*

Table of Contents

Horizontal Sections through the Brain Stem and the Basal Ganglia

Region of the truncus corporis callosi to the corpora mamillaria

Sections 1–9 (Englargement: 1.7×)

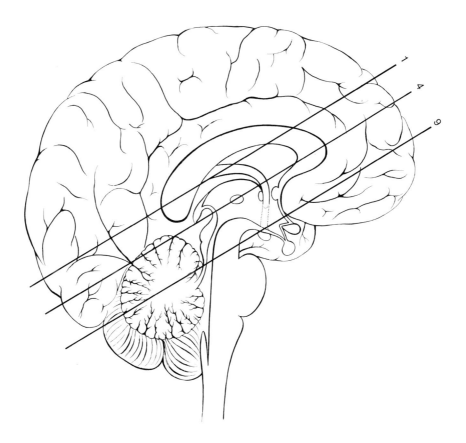

Orientation to the location of the horizontal sections

1   Horizontal section through the corpus callosum, corpus fornicis and dorsal area of the nuclei caudati. Side ventricle has been cut into. Thickness of the gray matter of cortex marked here.

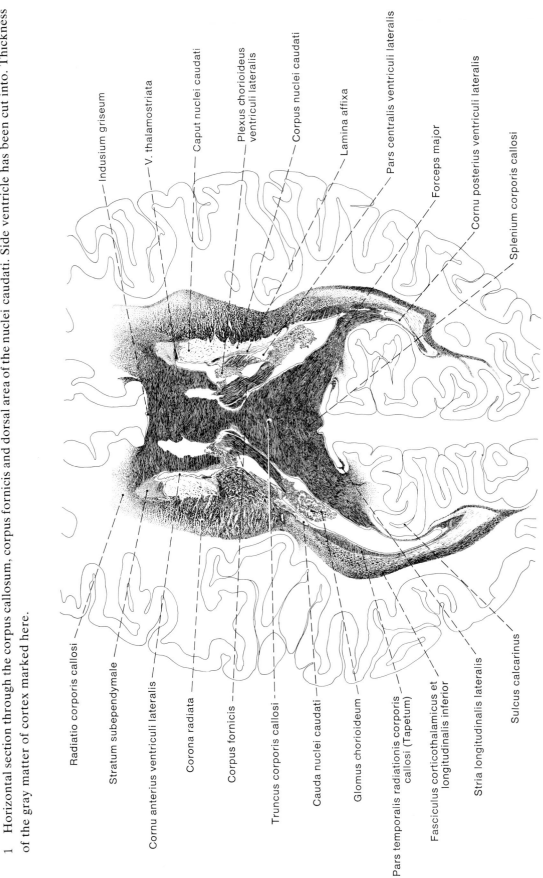

Indusium griseum

V. thalamostriata

Caput nuclei caudati

Plexus chorioideus ventriculi lateralis

Corpus nuclei caudati

Lamina affixa

Pars centralis ventriculi lateralis

Forceps major

Cornu posterius ventriculi lateralis

Splenium corporis callosi

Radiatio corporis callosi

Stratum subependymale

Cornu anterius ventriculi lateralis

Corona radiata

Corpus fornicis

Truncus corporis callosi

Cauda nuclei caudati

Glomus chorioideum

Pars temporalis radiationis corporis callosi (Tapetum)

Fasciculus corticothalamicus et longitudinalis inferior

Stria longitudinalis lateralis

Sulcus calcarinus

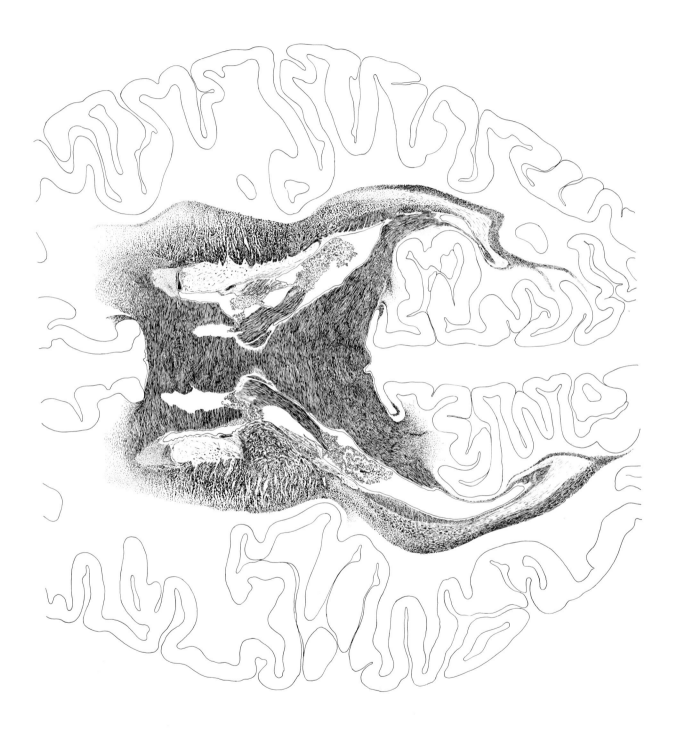

Section 1

2   Horizontal section through the forceps minor and major, tela chorioidea and dorsal thalamus.

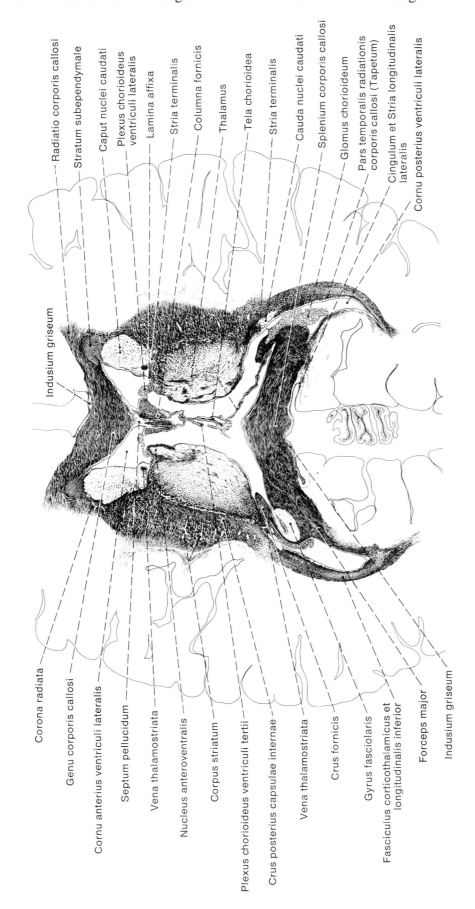

Radiatio corporis callosi

Stratum subependymale

Caput nuclei caudati

Plexus chorioideus
ventriculi lateralis

Lamina affixa

Stria terminalis

Columna fornicis

Thalamus

Tela chorioidea

Stria terminalis

Cauda nuclei caudati

Splenium corporis callosi

Glomus chorioideum

Pars temporalis radiationis
corporis callosi (Tapetum)

Cingulum et Stria longitudinalis
lateralis

Cornu posterius ventriculi lateralis

Indusium griseum

Corona radiata

Genu corporis callosi

Cornu anterius ventriculi lateralis

Septum pellucidum

Vena thalamostriata

Nucleus anteroventralis

Corpus striatum

Plexus chorioideus ventriculi tertii

Crus posterius capsulae internae

Vena thalamostriata

Crus fornicis

Gyrus fasciolaris

Fasciculus corticothalamicus et
longitudinalis inferior

Forceps major

Indusium griseum

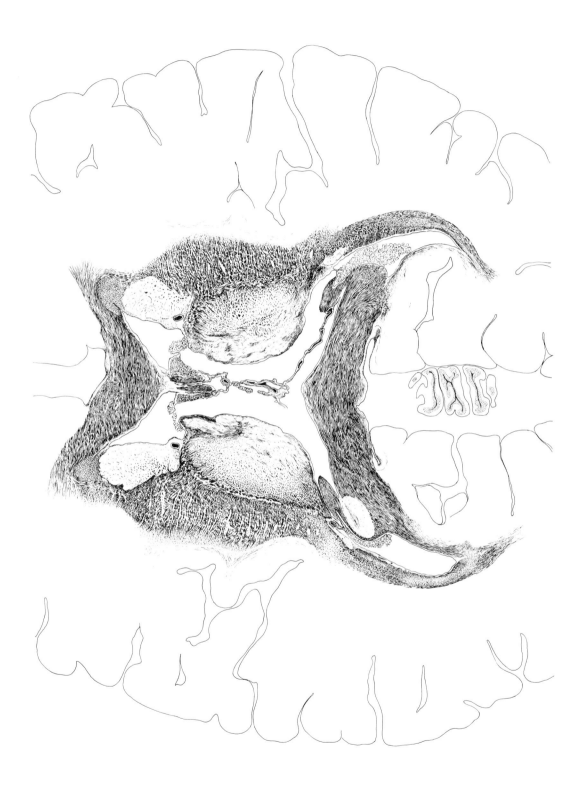

Section 2

3   Horizontal section through the striae medullares and nuclei anteroventrales thalami, the vermis cerebelli are cut into.

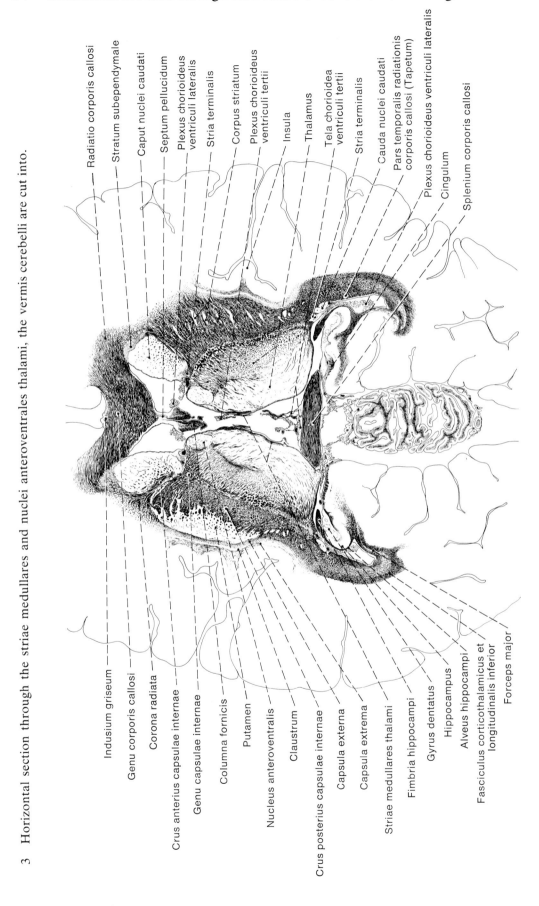

Radiatio corporis callosi
Stratum subependymale
Caput nuclei caudati
Septum pellucidum
Plexus chorioideus ventriculi lateralis
Stria terminalis
Corpus striatum
Plexus chorioideus ventriculi tertii
Insula
Thalamus
Tela chorioidea ventriculi tertii
Stria terminalis
Cauda nuclei caudati
Pars temporalis radiationis corporis callosi (Tapetum)
Plexus chorioideus ventriculi lateralis
Cingulum
Splenium corporis callosi

Indusium griseum
Genu corporis callosi
Corona radiata
Crus anterius capsulae internae
Genu capsulae internae
Columna fornicis
Putamen
Nucleus anteroventralis
Claustrum
Crus posterius capsulae internae
Capsula externa
Capsula extrema
Striae medullares thalami
Fimbria hippocampi
Gyrus dentatus
Hippocampus
Alveus hippocampi
Fasciculus corticothalamicus et longitudinalis inferior
Forceps major

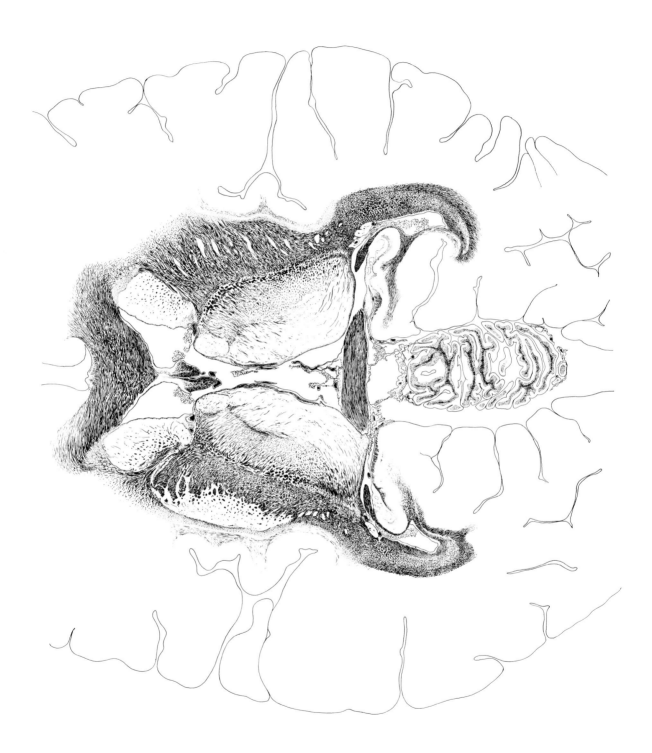

Section 3

4   Horizontal section through the foramen interventriculare, adhaesio interthalamica, commissura posterior, and colliculi superiores.

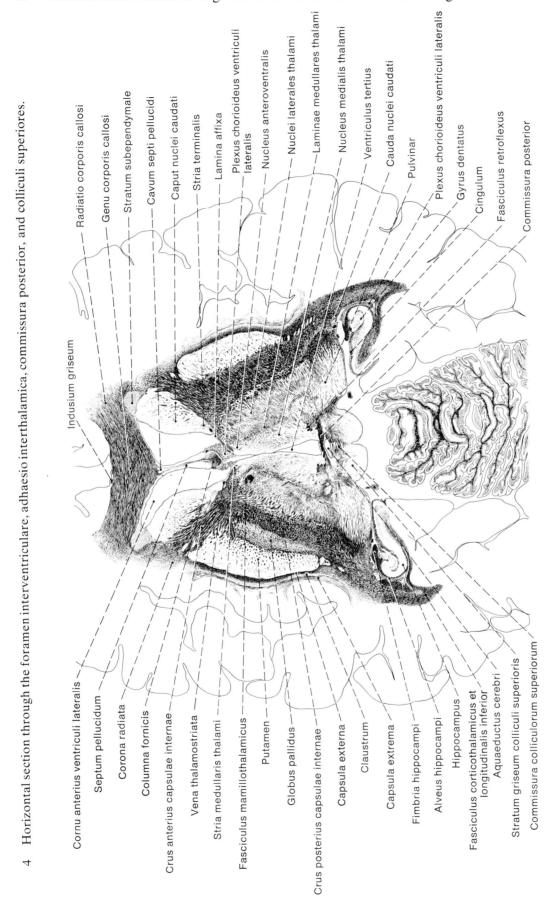

Radiatio corporis callosi
Genu corporis callosi
Stratum subependymale
Cavum septi pellucidi
Caput nuclei caudati
Stria terminalis
Lamina affixa
Plexus chorioideus ventriculi lateralis
Nucleus anteroventralis
Nuclei laterales thalami
Laminae medullares thalami
Nucleus medialis thalami
Ventriculus tertius
Cauda nuclei caudati
Pulvinar
Plexus chorioideus ventriculi lateralis
Gyrus dentatus
Cingulum
Fasciculus retroflexus
Commissura posterior

Indusium griseum

Cornu anterius ventriculi lateralis
Septum pellucidum
Corona radiata
Columna fornicis
Crus anterius capsulae internae
Vena thalamostriata
Stria medullaris thalami
Fasciculus mamillothalamicus
Putamen
Globus pallidus
Crus posterius capsulae internae
Capsula externa
Claustrum
Capsula extrema
Fimbria hippocampi
Alveus hippocampi
Hippocampus
Fasciculus corticothalamicus et longitudinalis inferior
Aquaeductus cerebri
Stratum griseum colliculi superioris
Commissura colliculorum superiorum

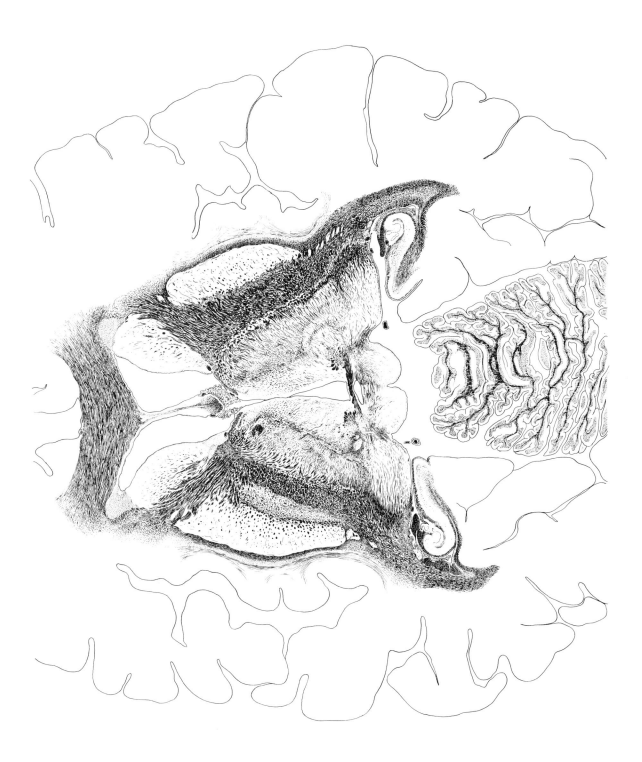

Section 4

5   Horizontal section through the columnae fornicis (transition of the pars tecta to the pars libera), nuclei lentiformes and corpora geniculata.

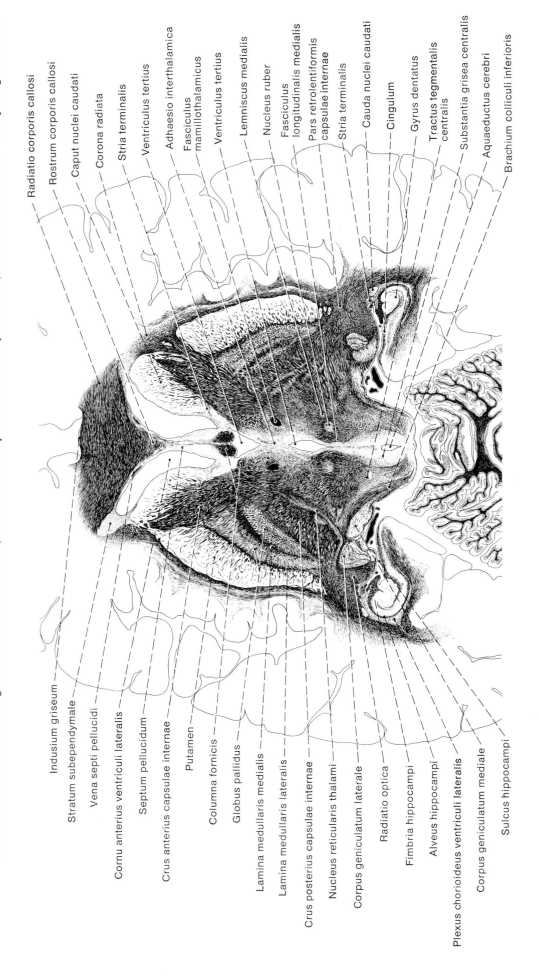

Radiatio corporis callosi
Rostrum corporis callosi
Caput nuclei caudati
Corona radiata
Stria terminalis
Ventriculus tertius
Adhaesio interthalamica
Fasciculus mamillothalamicus
Ventriculus tertius
Lemniscus medialis
Nucleus ruber
Fasciculus longitudinalis medialis
Pars retrolentiformis capsulae internae
Stria terminalis
Cauda nuclei caudati
Cingulum
Gyrus dentatus
Tractus tegmentalis centralis
Substantia grisea centralis
Aquaeductus cerebri
Brachium colliculi inferioris

Indusium griseum
Stratum subependymale
Vena septi pellucidi
Cornu anterius ventriculi lateralis
Septum pellucidum
Crus anterius capsulae internae
Putamen
Columna fornicis
Globus pallidus
Lamina medullaris medialis
Lamina medullaris lateralis
Crus posterius capsulae internae
Nucleus reticularis thalami
Corpus geniculatum laterale
Radiatio optica
Fimbria hippocampi
Alveus hippocampi
Plexus chorioideus ventriculi lateralis
Corpus geniculatum mediale
Sulcus hippocampi

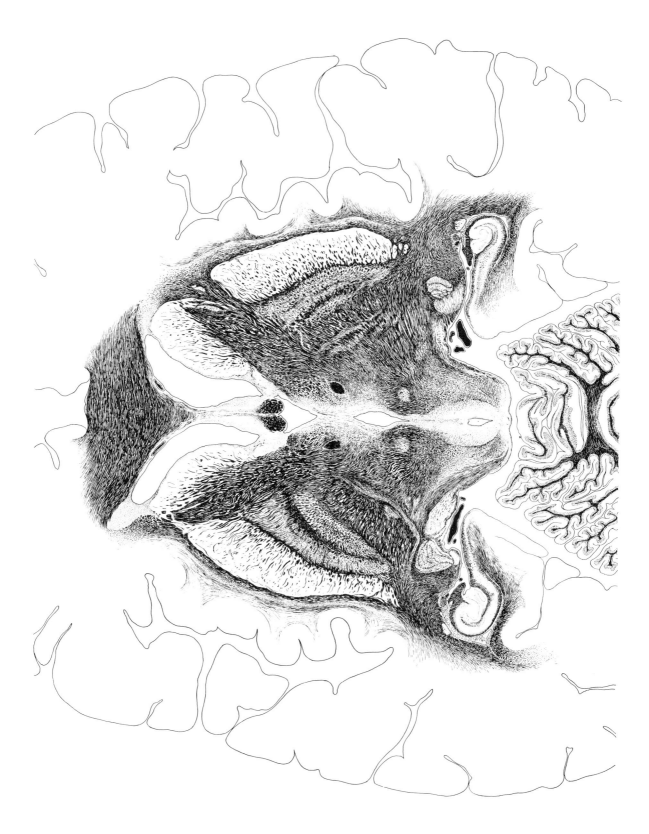

Section 5

6   Horizontal section through the rostrum corporis callosi, commissura anterior, peduncali cerebri, nuclei subthalamici, and tegmentum.

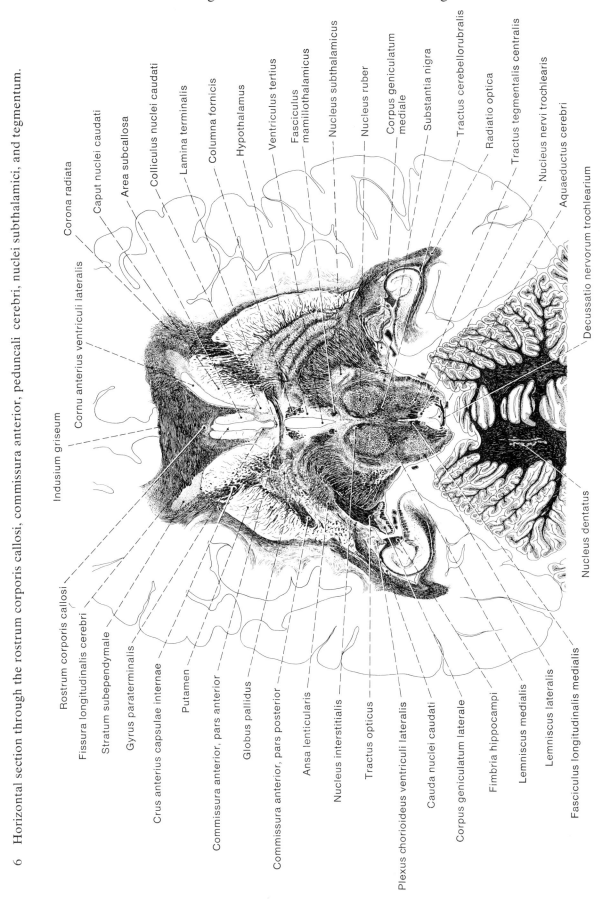

Corona radiata

Cornu anterius ventriculi lateralis

Caput nuclei caudati

Area subcallosa

Colliculus nuclei caudati

Lamina terminalis

Columna fornicis

Hypothalamus

Ventriculus tertius

Fasciculus mamillothalamicus

Nucleus subthalamicus

Nucleus ruber

Corpus geniculatum mediale

Substantia nigra

Tractus cerebellorubralis

Radiatio optica

Tractus tegmentalis centralis

Nucleus nervi trochlearis

Aquaeductus cerebri

Decussatio nervorum trochlearium

Indusium griseum

Rostrum corporis callosi

Fissura longitudinalis cerebri

Stratum subependymale

Gyrus paraterminalis

Crus anterius capsulae internae

Putamen

Commissura anterior, pars anterior

Globus pallidus

Commissura anterior, pars posterior

Ansa lenticularis

Nucleus interstitialis

Tractus opticus

Plexus chorioideus ventriculi lateralis

Cauda nuclei caudati

Corpus geniculatum laterale

Fimbria hippocampi

Lemniscus medialis

Lemniscus lateralis

Fasciculus longitudinalis medialis

Nucleus dentatus

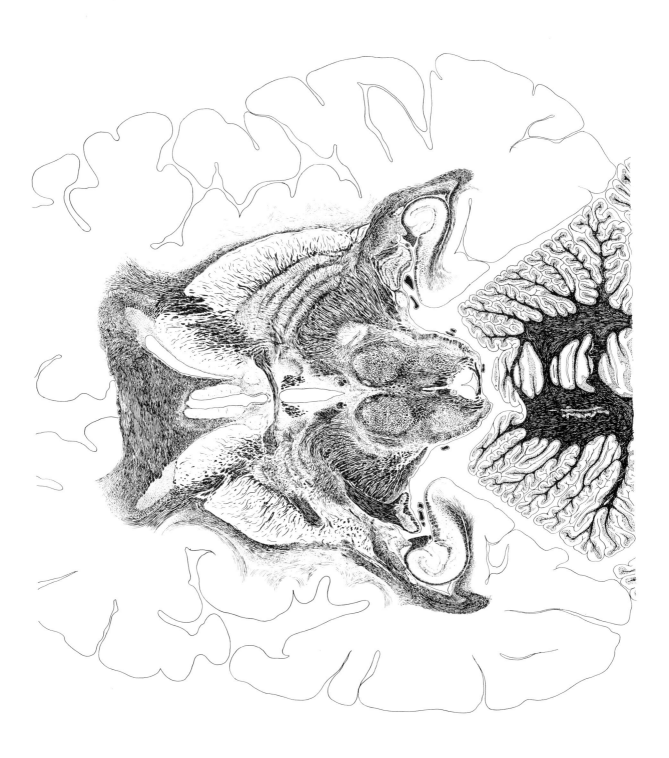

Section 6

7   Horizontal section through the lamina terminalis, hypothalamus, crossing of the upper cerebellar pedicles, and nuclei cerebelli.

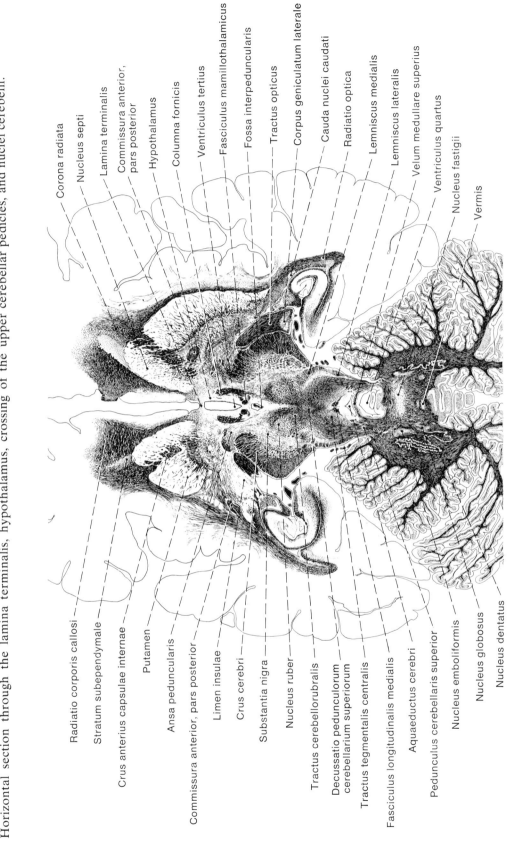

Corona radiata

Nucleus septi

Lamina terminalis

Commissura anterior, pars posterior

Hypothalamus

Columna fornicis

Ventriculus tertius

Fasciculus mamillothalamicus

Fossa interpeduncularis

Tractus opticus

Corpus geniculatum laterale

Cauda nuclei caudati

Radiatio optica

Lemniscus medialis

Lemniscus lateralis

Velum medullare superius

Ventriculus quartus

Nucleus fastigii

Vermis

Radiatio corporis callosi

Stratum subependymale

Crus anterius capsulae internae

Putamen

Ansa peduncularis

Commissura anterior, pars posterior

Limen insulae

Crus cerebri

Substantia nigra

Nucleus ruber

Tractus cerebellorubralis

Decussatio pedunculorum cerebellarium superiorum

Tractus tegmentalis centralis

Fasciculus longitudinalis medialis

Aquaeductus cerebri

Pedunculus cerebellaris superior

Nucleus emboliformis

Nucleus globosus

Nucleus dentatus

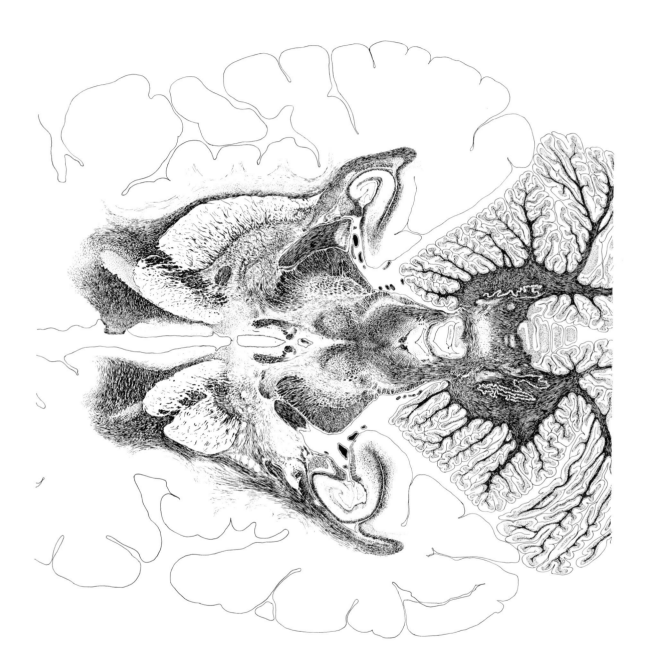

Section 7

8   Horizontal section through the corpora mamillaria, fossa interpeduncularis and rostral part of the ventriculus quartus.

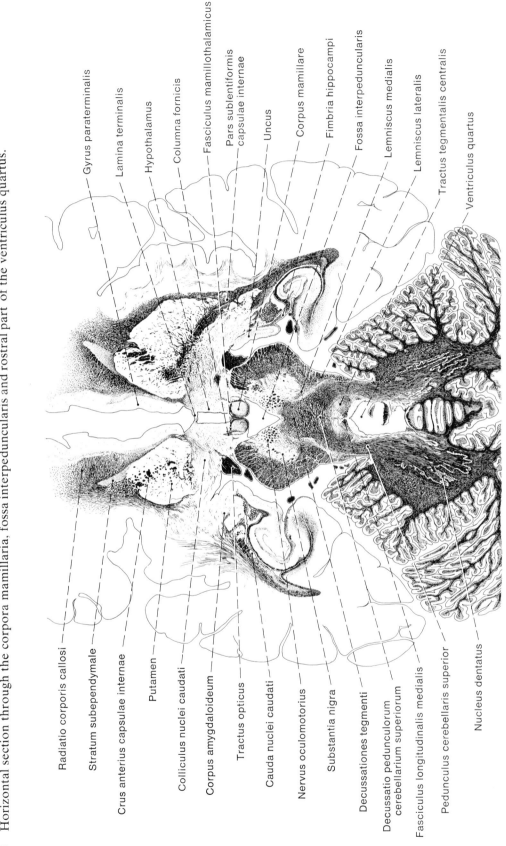

Gyrus paraterminalis

Lamina terminalis

Hypothalamus

Columna fornicis

Fasciculus mamillothalamicus

Pars sublentiformis capsulae internae

Uncus

Corpus mamillare

Fimbria hippocampi

Fossa interpeduncularis

Lemniscus medialis

Lemniscus lateralis

Tractus tegmentalis centralis

Ventriculus quartus

Radiatio corporis callosi

Stratum subependymale

Crus anterius capsulae internae

Putamen

Colliculus nuclei caudati

Corpus amygdaloideum

Tractus opticus

Cauda nuclei caudati

Nervus oculomotorius

Substantia nigra

Decussationes tegmenti

Decussatio pedunculorum cerebellarium superiorum

Fasciculus longitudinalis medialis

Pedunculus cerebellaris superior

Nucleus dentatus

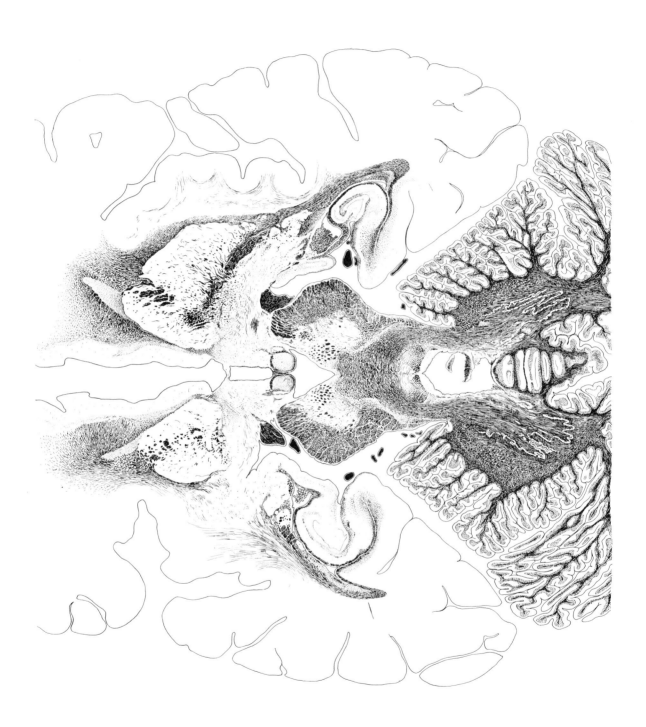

Section 8

9   Horizontal section through the substantia perforata anterior (on the right in the illustration), tuber cinereum, crura cerebri, and ventriculus quartus in the area of the fastigium.

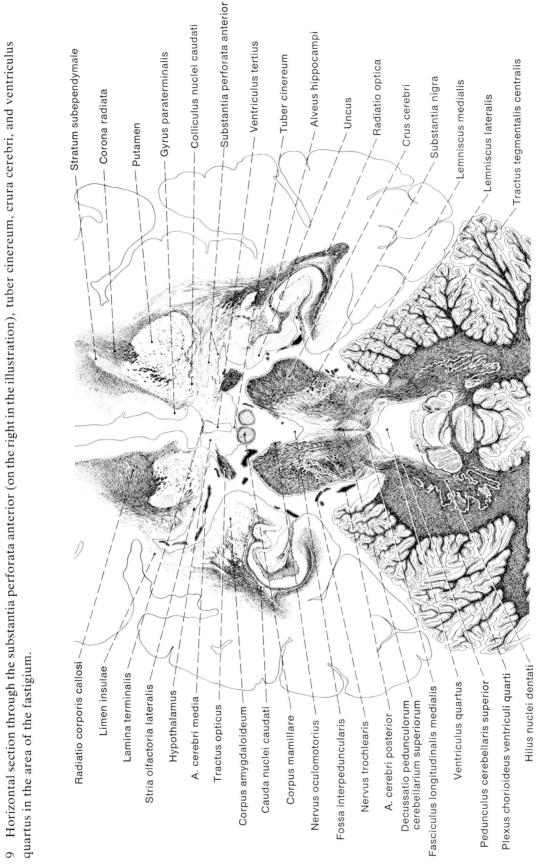

Radiatio corporis callosi
Limen insulae
Lamina terminalis
Stria olfactoria lateralis
Hypothalamus
A. cerebri media
Tractus opticus
Corpus amygdaloideum
Cauda nuclei caudati
Corpus mamillare
Nervus oculomotorius
Fossa interpeduncularis
Nervus trochlearis
A. cerebri posterior
Decussatio pedunculorum cerebellarium superiorum
Fasciculus longitudinalis medialis
Ventriculus quartus
Pedunculus cerebellaris superior
Plexus chorioideus ventriculi quarti
Hilus nuclei dentati

Stratum subependymale
Corona radiata
Putamen
Gyrus paraterminalis
Colliculus nuclei caudati
Substantia perforata anterior
Ventriculus tertius
Tuber cinereum
Alveus hippocampi
Uncus
Radiatio optica
Crus cerebri
Substantia nigra
Lemniscus medialis
Lemniscus lateralis
Tractus tegmentalis centralis

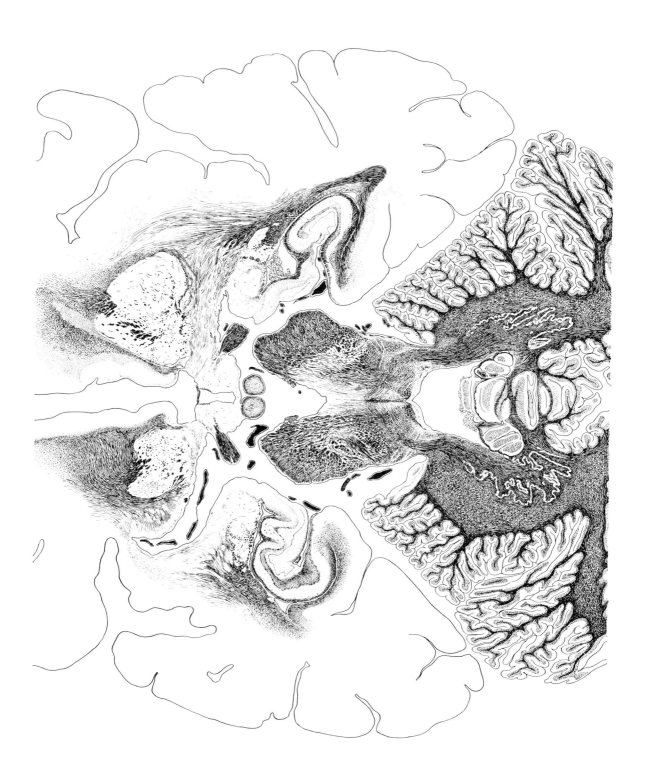

Section 9

Sagittal Sections through the Brain Stem and the Basal Ganglia

Region from the medial surface of the thalamus to the hippocampus

Sections 10–17 (Enlargement: 1.7×)

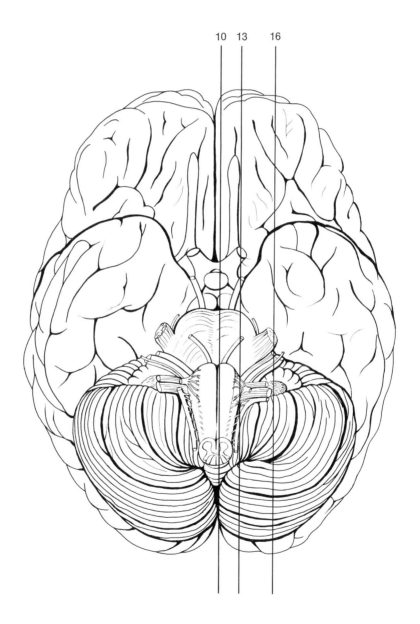

Orientation to the location of the sagittal sections

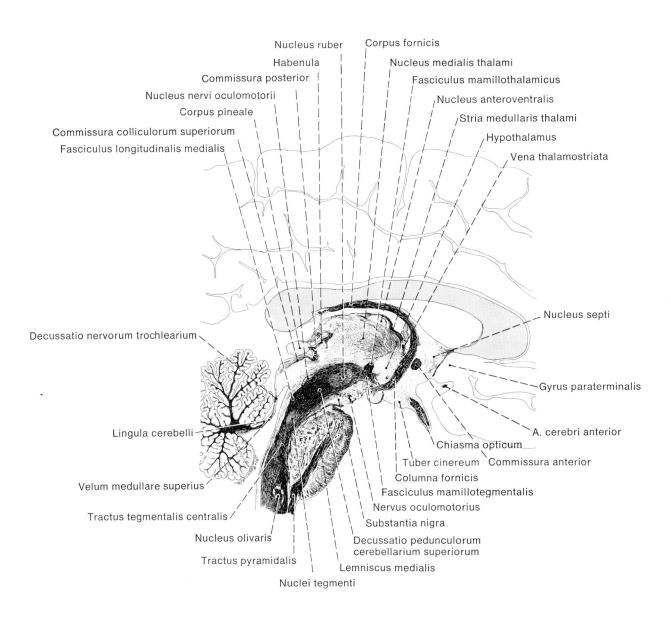

Nucleus ruber
Habenula
Commissura posterior
Nucleus nervi oculomotorii
Corpus pineale
Commissura colliculorum superiorum
Fasciculus longitudinalis medialis

Corpus fornicis
Nucleus medialis thalami
Fasciculus mamillothalamicus
Nucleus anteroventralis
Stria medullaris thalami
Hypothalamus
Vena thalamostriata

Nucleus septi

Decussatio nervorum trochlearium

Gyrus paraterminalis

A. cerebri anterior

Lingula cerebelli

Chiasma opticum
Tuber cinereum   Commissura anterior
Columna fornicis
Fasciculus mamillotegmentalis
Nervus oculomotorius

Velum medullare superius

Tractus tegmentalis centralis

Substantia nigra

Nucleus olivaris

Decussatio pedunculorum
cerebellarium superiorum

Tractus pyramidalis

Lemniscus medialis

Nuclei tegmenti

10   Sagittal section through the corpus callosum, columna fornicis, tractus tegmentalis centralis, and pons, with tractus pyramidalis.

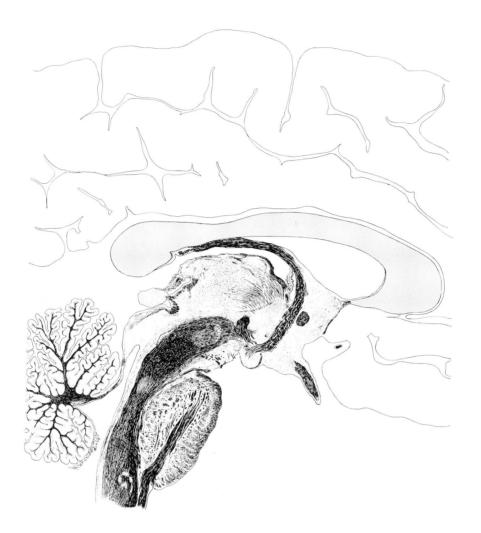

Section 10

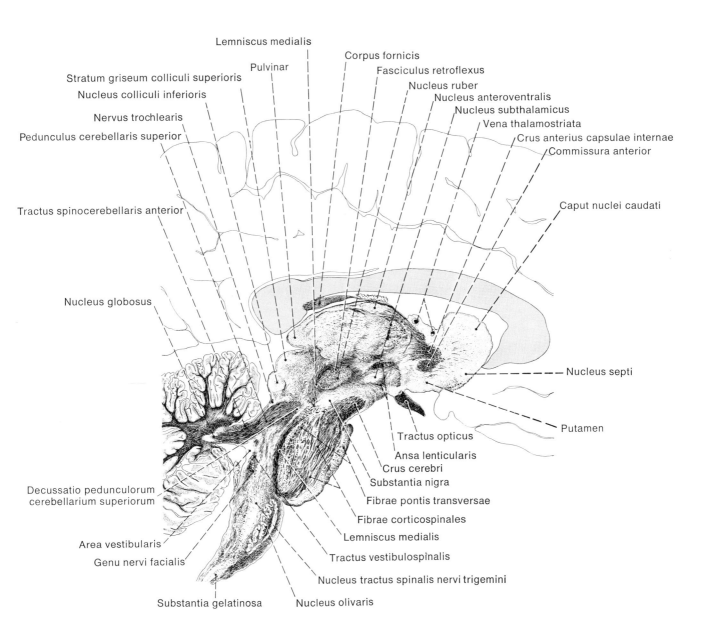

Lemniscus medialis

Pulvinar

Stratum griseum colliculi superioris

Nucleus colliculi inferioris

Nervus trochlearis

Pedunculus cerebellaris superior

Corpus fornicis

Fasciculus retroflexus

Nucleus ruber

Nucleus anteroventralis

Nucleus subthalamicus

Vena thalamostriata

Crus anterius capsulae internae

Commissura anterior

Caput nuclei caudati

Tractus spinocerebellaris anterior

Nucleus globosus

Nucleus septi

Putamen

Tractus opticus

Ansa lenticularis

Crus cerebri

Substantia nigra

Fibrae pontis transversae

Fibrae corticospinales

Lemniscus medialis

Tractus vestibulospinalis

Nucleus tractus spinalis nervi trigemini

Decussatio pedunculorum
cerebellarium superiorum

Area vestibularis

Genu nervi facialis

Substantia gelatinosa

Nucleus olivaris

11   Sagittal section through the caput nuclei caudati, lamina tecti, tegmentum with nucleus ruber and substantia nigra, pedunculus cerebellaris superior, and nucleus olivaris.

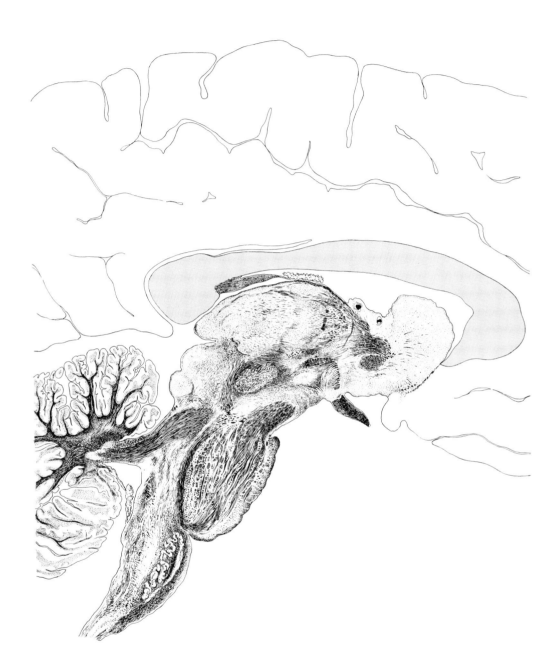

Section 11

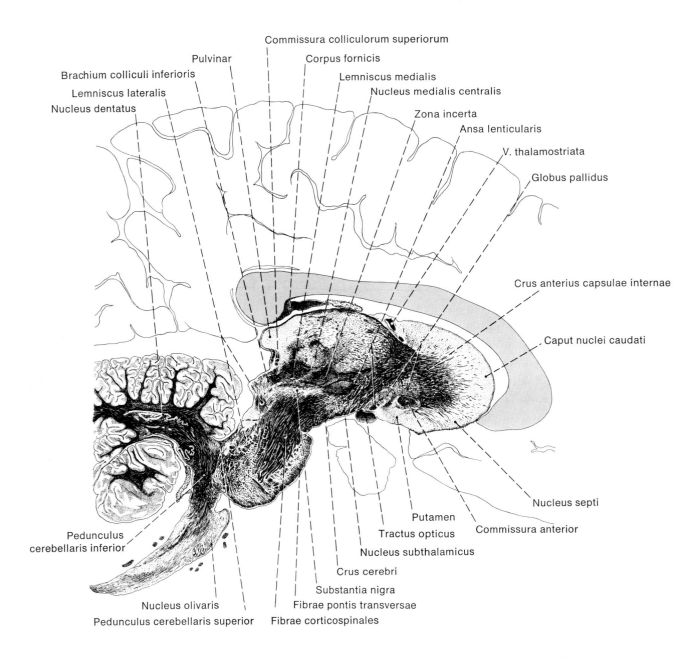

Commissura colliculorum superiorum
Pulvinar
Corpus fornicis
Brachium colliculi inferioris
Lemniscus medialis
Lemniscus lateralis
Nucleus medialis centralis
Nucleus dentatus
Zona incerta
Ansa lenticularis
V. thalamostriata
Globus pallidus

Crus anterius capsulae internae

Caput nuclei caudati

Nucleus septi
Commissura anterior
Putamen
Tractus opticus
Nucleus subthalamicus
Crus cerebri
Substantia nigra
Fibrae pontis transversae
Nucleus olivaris
Fibrae corticospinales
Pedunculus cerebellaris superior
Pedunculus cerebellaris inferior

12   Sagittal section through the capsula interna, nucleus subthalamicus, and pedunculus cerebellaris inferior.

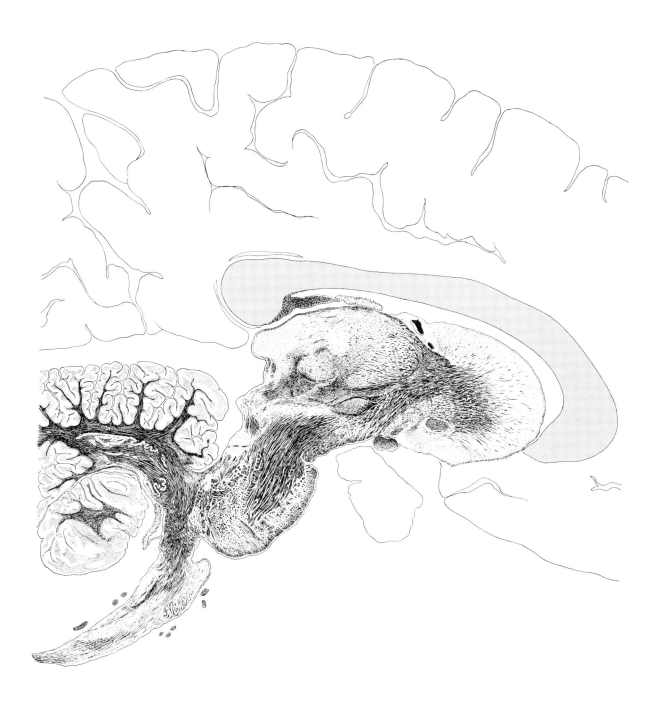

Section 12

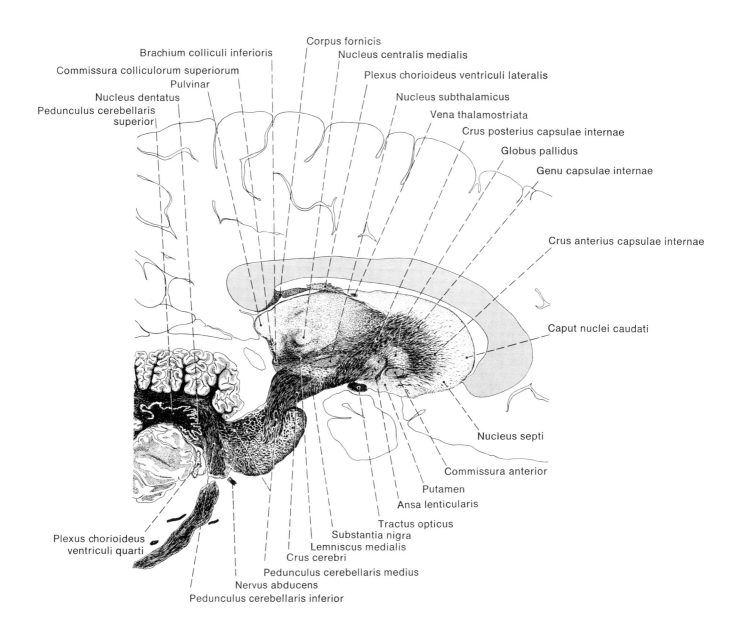

Brachium colliculi inferioris

Commissura colliculorum superiorum

Pulvinar

Nucleus dentatus

Pedunculus cerebellaris
superior

Corpus fornicis

Nucleus centralis medialis

Plexus chorioideus ventriculi lateralis

Nucleus subthalamicus

Vena thalamostriata

Crus posterius capsulae internae

Globus pallidus

Genu capsulae internae

Crus anterius capsulae internae

Caput nuclei caudati

Nucleus septi

Commissura anterior

Putamen

Ansa lenticularis

Tractus opticus

Substantia nigra

Lemniscus medialis

Crus cerebri

Pedunculus cerebellaris medius

Nervus abducens

Pedunculus cerebellaris inferior

Plexus chorioideus
ventriculi quarti

13   Sagittal section through the corpus striatum, the medial portion of the globus pallidus and crus cerebri.

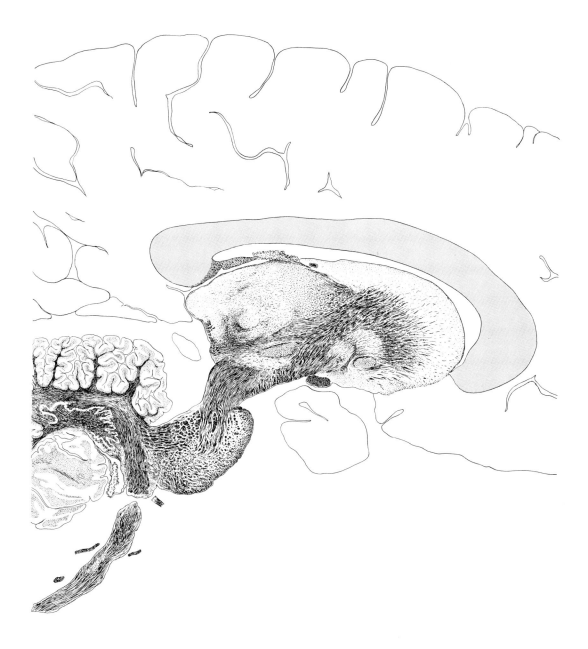

Section 13

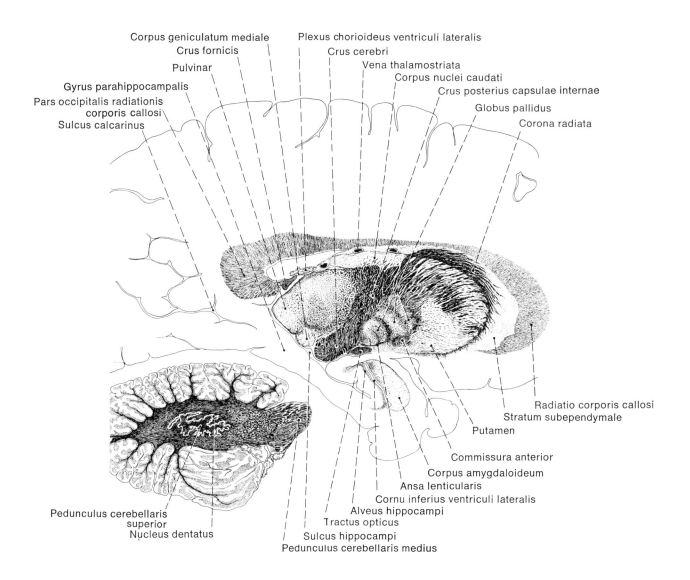

Corpus geniculatum mediale
Crus fornicis
Pulvinar
Gyrus parahippocampalis
Pars occipitalis radiationis corporis callosi
Sulcus calcarinus

Plexus chorioideus ventriculi lateralis
Crus cerebri
Vena thalamostriata
Corpus nuclei caudati
Crus posterius capsulae internae
Globus pallidus
Corona radiata

Radiatio corporis callosi
Stratum subependymale
Putamen

Commissura anterior
Corpus amygdaloideum
Ansa lenticularis
Cornu inferius ventriculi lateralis
Alveus hippocampi
Tractus opticus
Sulcus hippocampi
Pedunculus cerebellaris medius

Pedunculus cerebellaris superior
Nucleus dentatus

14   Sagittal section through the globus pallidus, pulvinar, gyrus parahippocampalis, and corpus amygdaloideum.

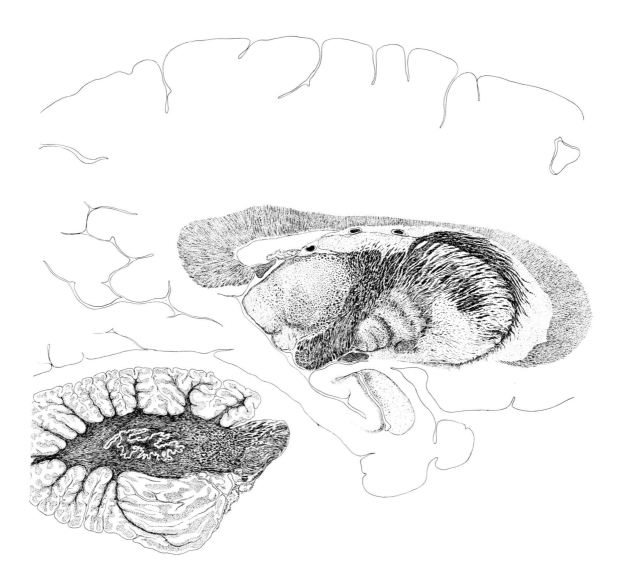

Section 14

15   Sagittal section through the putamen, corpus geniculatum laterale, and hippocampus.

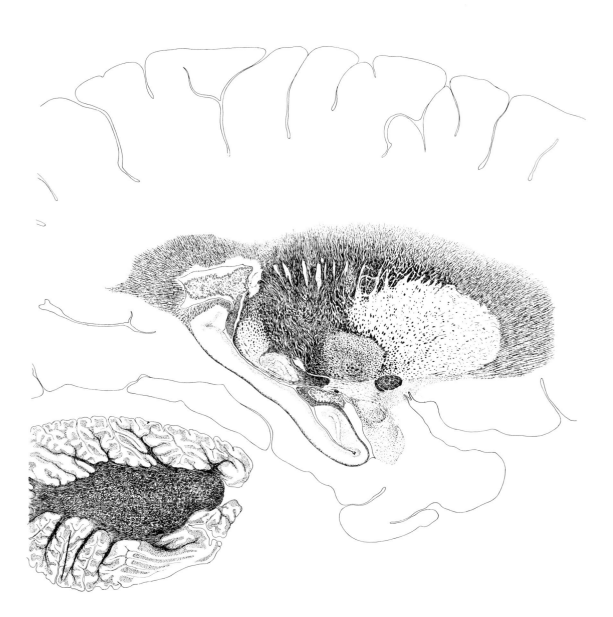

Section 15

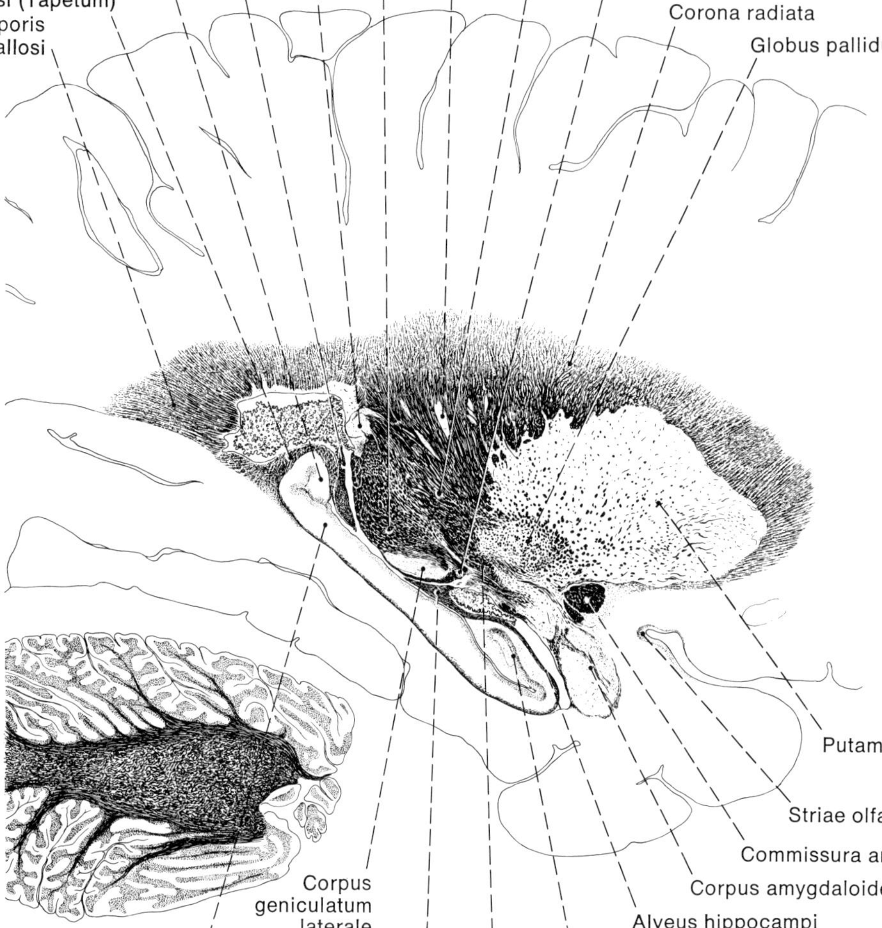

Radiationes optica et acustica
Cauda nuclei caudati
Crus fornicis
Gyrus fasciolaris
Pars temporalis radiationis
corporis callosi (Tapetum)
Radiatio corporis
callosi

Corpus striatum
Crus posterius capsulae internae
Tractus opticus
Corona radiata
Globus pallidus

Putamen

Striae olfactoriae

Commissura anterior

Corpus amygdaloideum

Alveus hippocampi

Gyrus dentatus

Ansa peduncularis

Hippocampus   Corpus
                geniculatum
                  laterale
              Fimbria hippocampi

16   Sagittal section through the lateral part of the globus pallidus and the crus posterius capsulae internae.

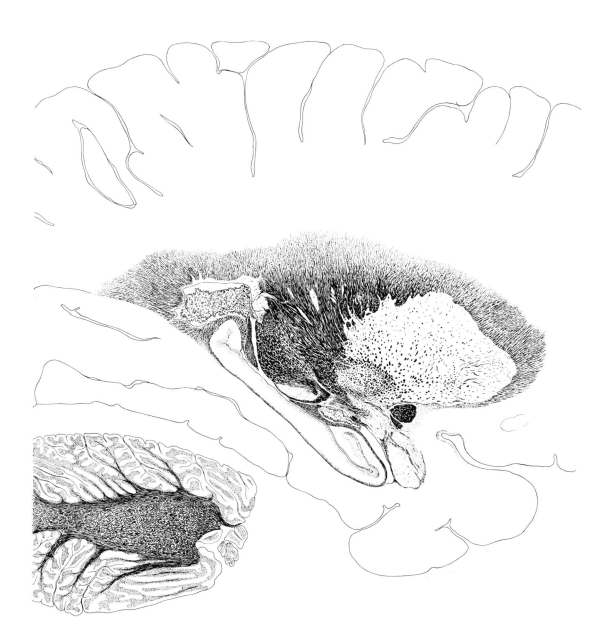

Section 16

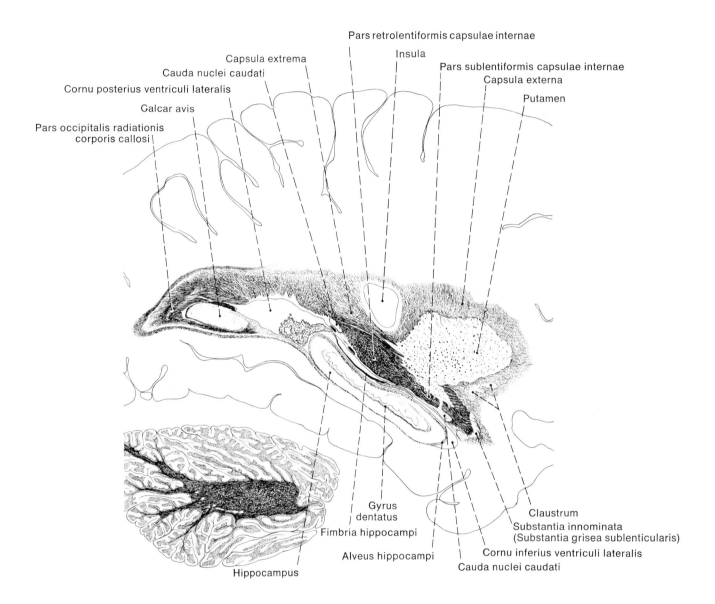

17   Sagittal section through the lateral part of the putamen, the medial insular cortex, capsula extrema, and gyrus dentatus.

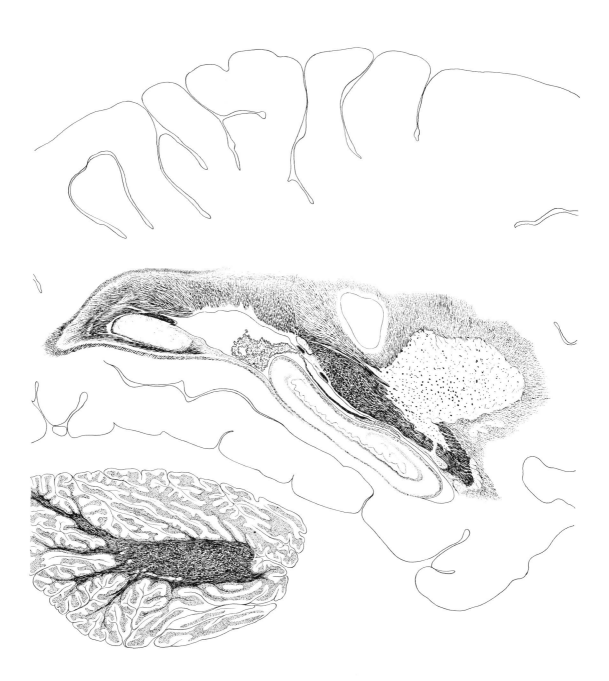

Section 17

Frontal Sections through the Brain Stem and the Basal Ganglia

Region of the rostrum corporis callosi/uncus to the metathalamus/dorsal tegmentum

Sections 18–24 (Enlargement: 1.7×)

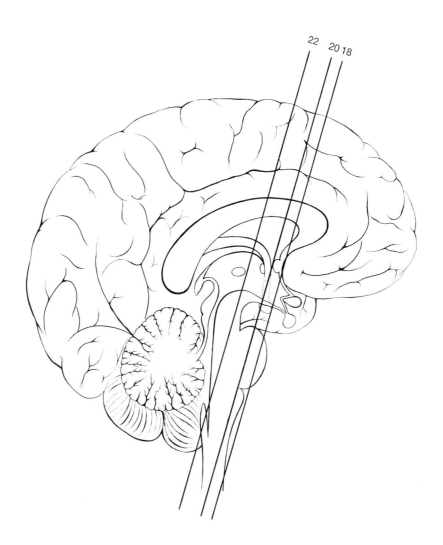

Orientation to the location of the frontal sections

18   Frontal section through the rostrum corporis callosi, corpus striatum, the base of the third ventricle in the region of the chiasma opticum and infundibulum.

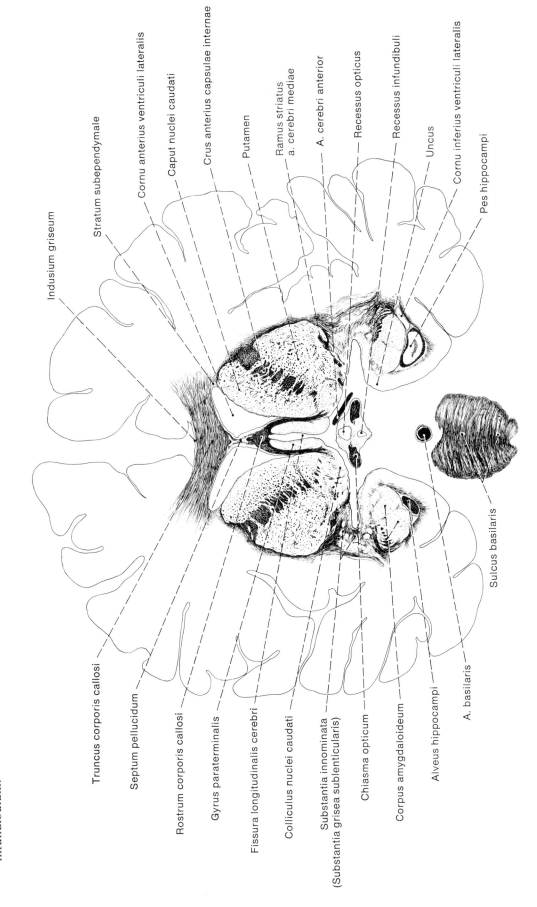

Indusium griseum

Stratum subependymale

Cornu anterius ventriculi lateralis

Caput nuclei caudati

Crus anterius capsulae internae

Putamen

Ramus striatus
a. cerebri mediae

A. cerebri anterior

Recessus opticus

Recessus infundibuli

Uncus

Cornu inferius ventriculi lateralis

Pes hippocampi

Truncus corporis callosi

Septum pellucidum

Rostrum corporis callosi

Gyrus paraterminalis

Fissura longitudinalis cerebri

Colliculus nuclei caudati

Substantia innominata
(Substantia grisea sublenticularis)

Chiasma opticum

Corpus amygdaloideum

Alveus hippocampi

A. basilaris

Sulcus basilaris

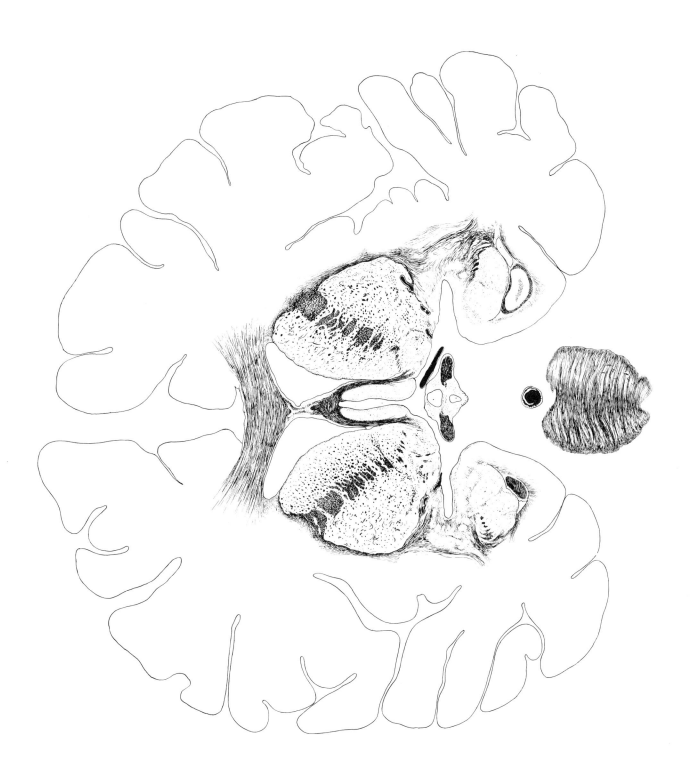

Section 18

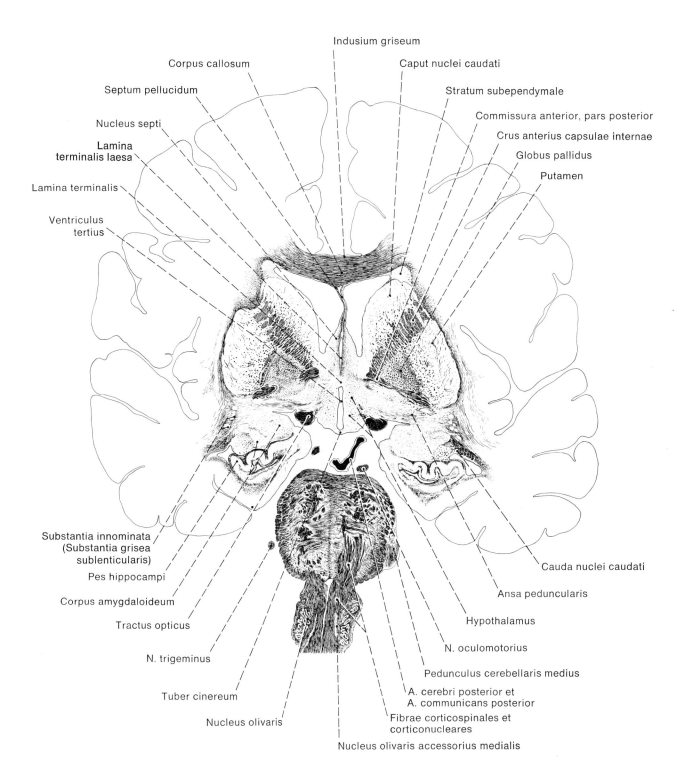

Indusium griseum

Corpus callosum

Caput nuclei caudati

Septum pellucidum

Stratum subependymale

Nucleus septi

Commissura anterior, pars posterior

Lamina
terminalis laesa

Crus anterius capsulae internae

Globus pallidus

Lamina terminalis

Putamen

Ventriculus
tertius

Substantia innominata
(Substantia grisea
sublenticularis)

Cauda nuclei caudati

Pes hippocampi

Ansa peduncularis

Corpus amygdaloideum

Hypothalamus

Tractus opticus

N. oculomotorius

N. trigeminus

Pedunculus cerebellaris medius

Tuber cinereum

A. cerebri posterior et
A. communicans posterior

Nucleus olivaris

Fibrae corticospinales et
corticonucleares

Nucleus olivaris accessorius medialis

19   Frontal section through the lamina terminalis, crus anterius capsulae internae, tuber cinereum, and tractus opticus and pons.

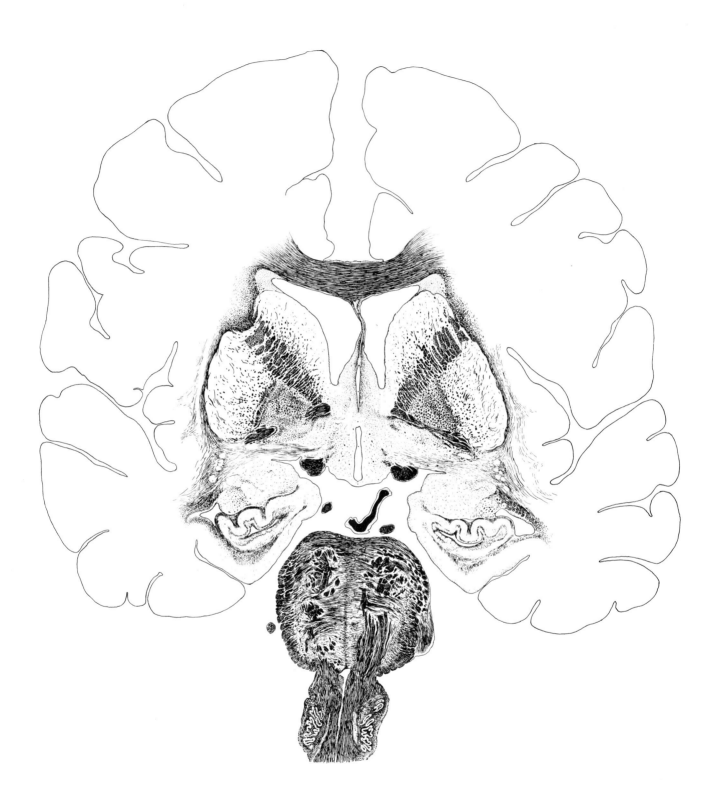

Section 19

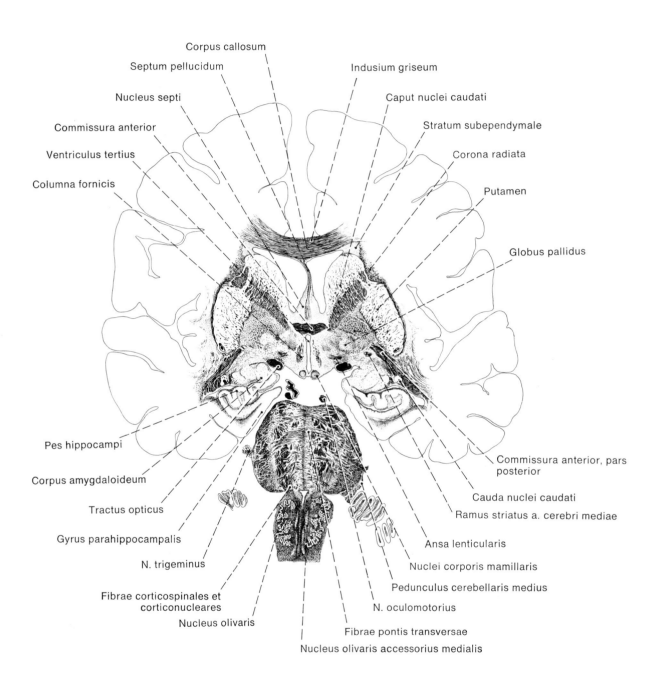

Corpus callosum

Septum pellucidum

Indusium griseum

Nucleus septi

Caput nuclei caudati

Commissura anterior

Stratum subependymale

Ventriculus tertius

Corona radiata

Columna fornicis

Putamen

Globus pallidus

Pes hippocampi

Commissura anterior, pars posterior

Corpus amygdaloideum

Cauda nuclei caudati

Tractus opticus

Ramus striatus a. cerebri mediae

Gyrus parahippocampalis

Ansa lenticularis

N. trigeminus

Nuclei corporis mamillaris

Fibrae corticospinales et corticonucleares

Pedunculus cerebellaris medius

Nucleus olivaris

N. oculomotorius

Fibrae pontis transversae

Nucleus olivaris accessorius medialis

20   Frontal section through the commissura anterior, hypothalamus, and corpora mamillaria.

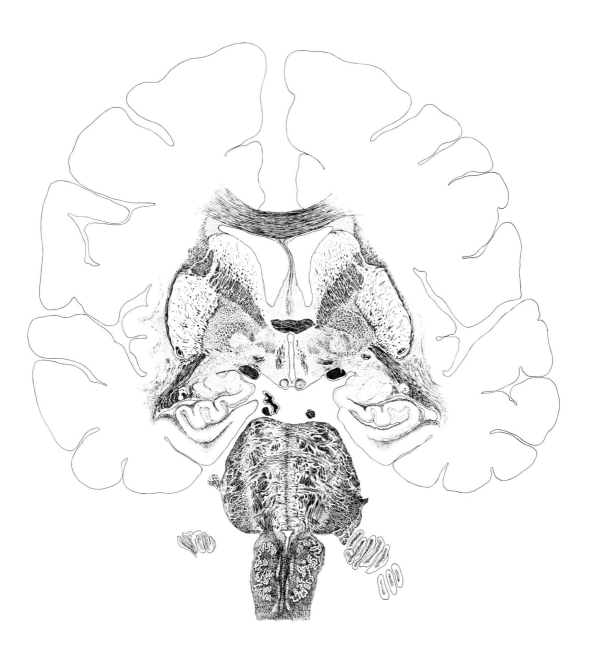

Section 20

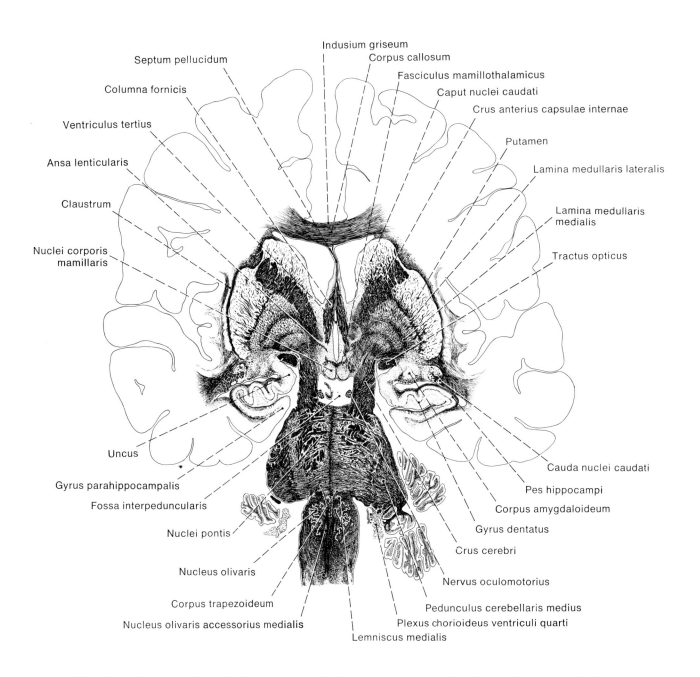

Indusium griseum
Corpus callosum
Septum pellucidum
Fasciculus mamillothalamicus
Columna fornicis
Caput nuclei caudati
Crus anterius capsulae internae
Ventriculus tertius
Putamen
Ansa lenticularis
Lamina medullaris lateralis
Claustrum
Lamina medullaris medialis
Nuclei corporis mamillaris
Tractus opticus

Uncus
Cauda nuclei caudati
Gyrus parahippocampalis
Pes hippocampi
Fossa interpeduncularis
Corpus amygdaloideum
Nuclei pontis
Gyrus dentatus
Crus cerebri
Nucleus olivaris
Nervus oculomotorius
Corpus trapezoideum
Pedunculus cerebellaris medius
Nucleus olivaris accessorius medialis
Plexus chorioideus ventriculi quarti
Lemniscus medialis

21   Frontal section through the genu capsulae internae, columnae fornicis, and crura cerebri.

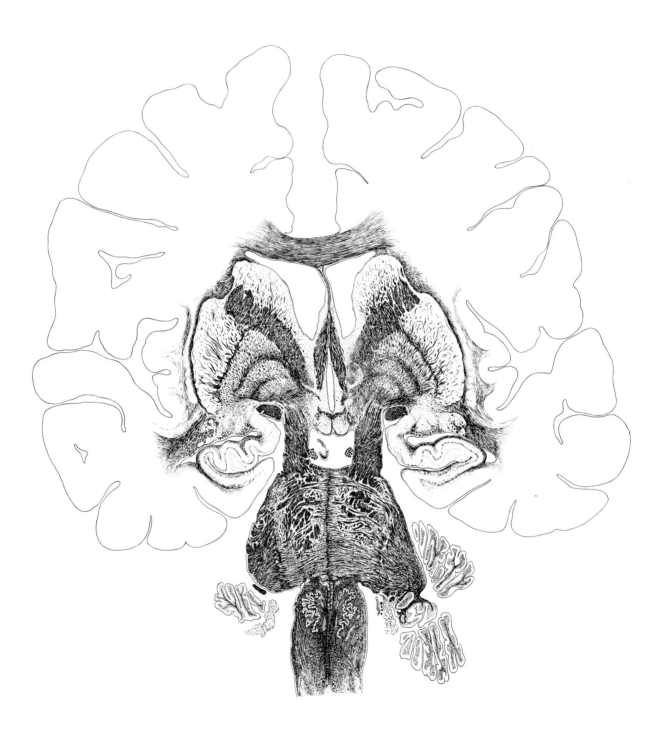

Section 21

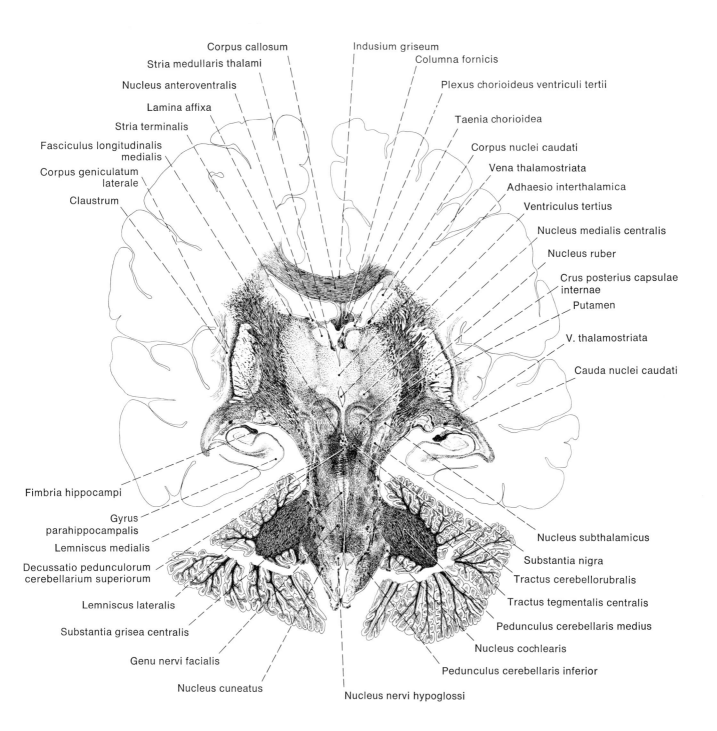

Corpus callosum
Stria medullaris thalami
Nucleus anteroventralis
Lamina affixa
Stria terminalis
Fasciculus longitudinalis medialis
Corpus geniculatum laterale
Claustrum

Indusium griseum
Columna fornicis
Plexus chorioideus ventriculi tertii
Taenia chorioidea
Corpus nuclei caudati
Vena thalamostriata
Adhaesio interthalamica
Ventriculus tertius
Nucleus medialis centralis
Nucleus ruber
Crus posterius capsulae internae
Putamen
V. thalamostriata
Cauda nuclei caudati

Fimbria hippocampi
Gyrus parahippocampalis
Lemniscus medialis
Decussatio pedunculorum cerebellarium superiorum
Lemniscus lateralis
Substantia grisea centralis
Genu nervi facialis
Nucleus cuneatus
Nucleus nervi hypoglossi

Nucleus subthalamicus
Substantia nigra
Tractus cerebellorubralis
Tractus tegmentalis centralis
Pedunculus cerebellaris medius
Nucleus cochlearis
Pedunculus cerebellaris inferior

22   Frontal section through the crus posterius capsulae internae, thalamus, and nucleus ruber.

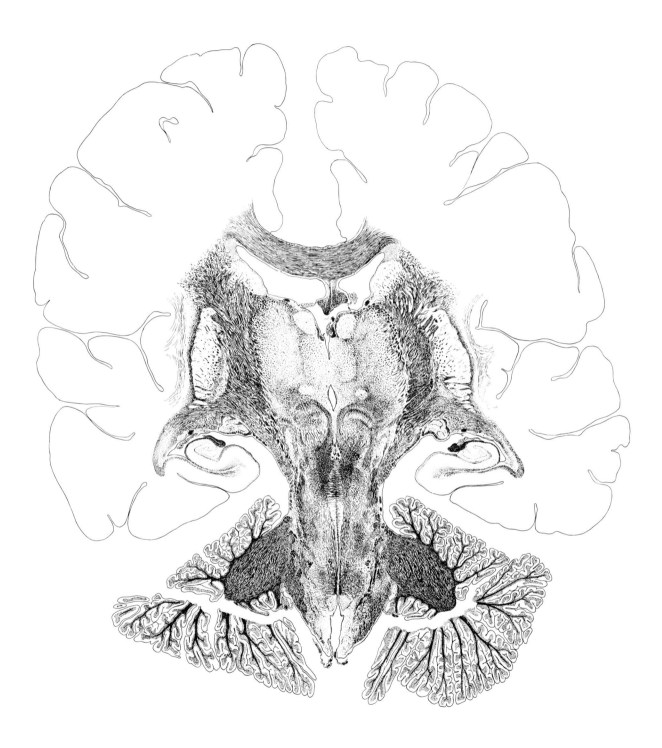

Section 22

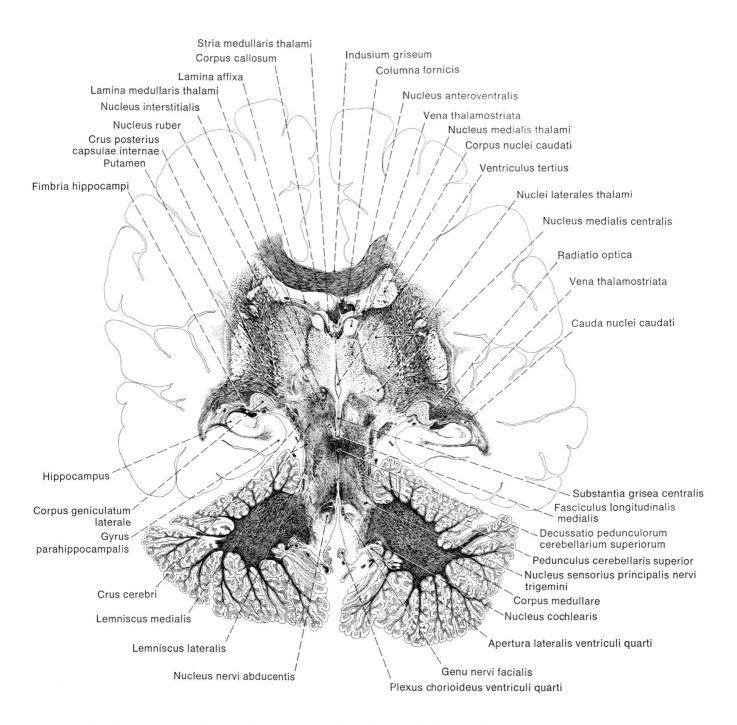

Stria medullaris thalami
Corpus callosum
Lamina affixa
Lamina medullaris thalami
Nucleus interstitialis
Nucleus ruber
Crus posterius
capsulae internae
Putamen
Fimbria hippocampi

Indusium griseum
Columna fornicis
Nucleus anteroventralis
Vena thalamostriata
Nucleus medialis thalami
Corpus nuclei caudati
Ventriculus tertius
Nuclei laterales thalami
Nucleus medialis centralis
Radiatio optica
Vena thalamostriata
Cauda nuclei caudati

Hippocampus
Corpus geniculatum
laterale
Gyrus
parahippocampalis

Crus cerebri
Lemniscus medialis
Lemniscus lateralis
Nucleus nervi abducentis

Substantia grisea centralis
Fasciculus longitudinalis
medialis
Decussatio pedunculorum
cerebellarium superiorum
Pedunculus cerebellaris superior
Nucleus sensorius principalis nervi
trigemini
Corpus medullare
Nucleus cochlearis
Apertura lateralis ventriculi quarti
Genu nervi facialis
Plexus chorioideus ventriculi quarti

23 Frontal section through the thalamus with nucleus medialis centralis, the crossing of the
upper cerebellar pedicles, and the aperturae laterales ventriculi quarti.

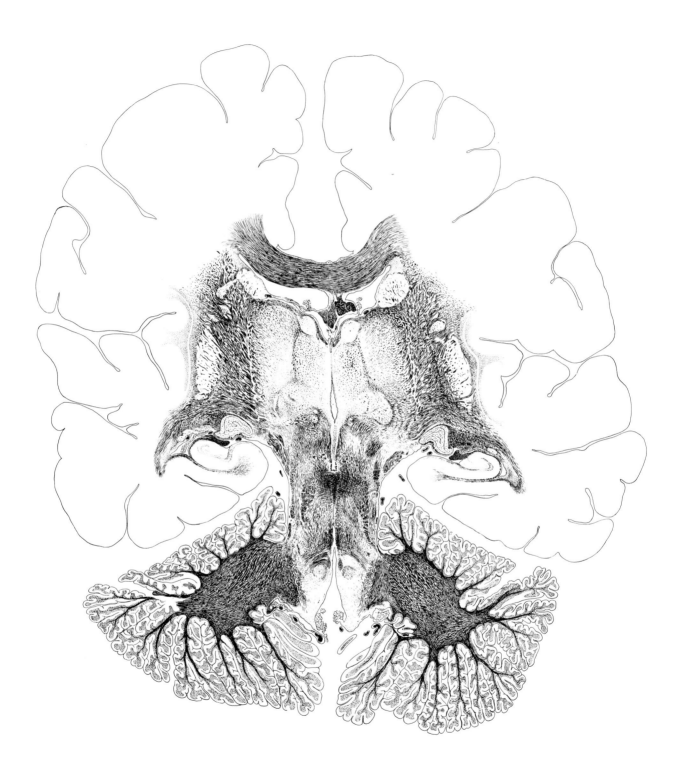

Section 23

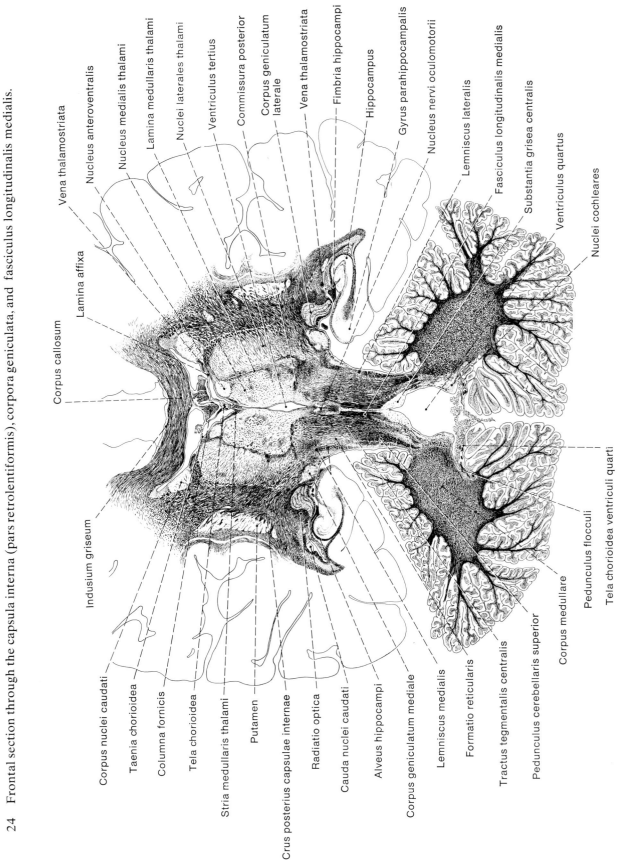

24   Frontal section through the capsula interna (pars retrolentiformis), corpora geniculata, and fasciculus longitudinalis medialis.

Vena thalamostriata

Nucleus anteroventralis

Nucleus medialis thalami

Lamina medullaris thalami

Nuclei laterales thalami

Ventriculus tertius

Commissura posterior

Corpus geniculatum laterale

Vena thalamostriata

Fimbria hippocampi

Hippocampus

Gyrus parahippocampalis

Nucleus nervi oculomotorii

Lemniscus lateralis

Fasciculus longitudinalis medialis

Substantia grisea centralis

Ventriculus quartus

Nuclei cochleares

Corpus callosum

Lamina affixa

Indusium griseum

Tela chorioidea ventriculi quarti

Pedunculus flocculi

Corpus medullare

Pedunculus cerebellaris superior

Tractus tegmentalis centralis

Formatio reticularis

Lemniscus medialis

Corpus geniculatum mediale

Alveus hippocampi

Cauda nuclei caudati

Radiatio optica

Crus posterius capsulae internae

Putamen

Stria medullaris thalami

Tela chorioidea

Columna fornicis

Taenia chorioidea

Corpus nuclei caudati

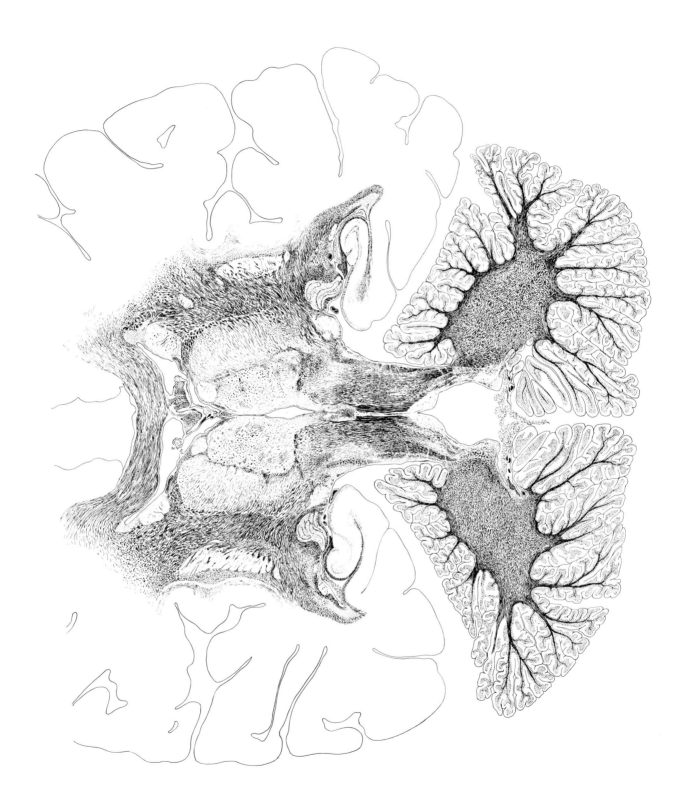

Section 24

Oblique Sections through the Midbrain

Region of the habenula / crura cerebri and of the corpus pineale / colliculi superiores

Sections 25 and 26 (Enlargement: 4×)

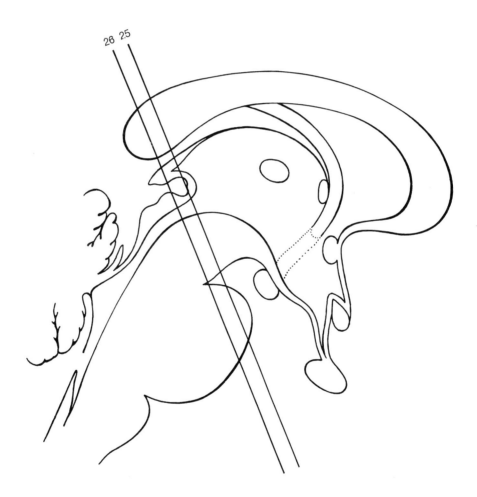

Orientation to the location of the oblique sections through the midbrain

25   Oblique section through the tegmentum with nucleus ruber, pulvinar, and commissura posterior.

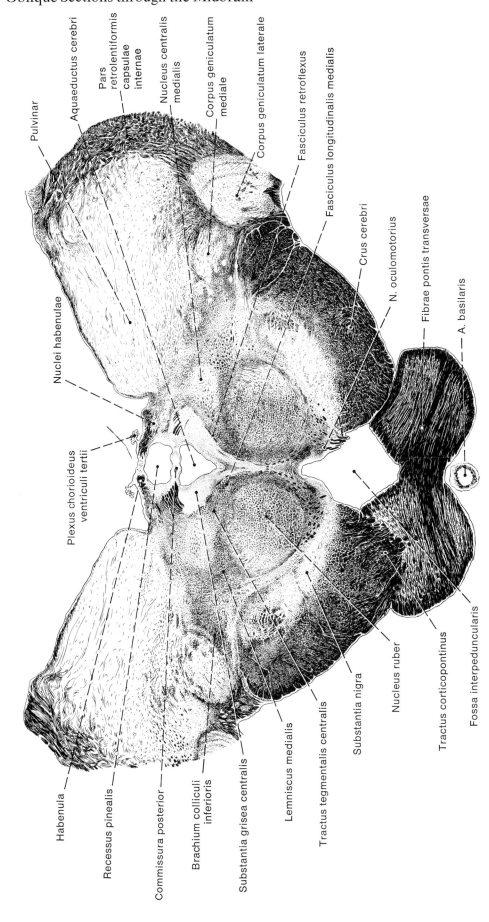

Pulvinar

Aquaeductus cerebri

Pars retrolentiformis capsulae internae

Nucleus centralis medialis

Corpus geniculatum mediale

Corpus geniculatum laterale

Fasciculus retroflexus

Fasciculus longitudinalis medialis

Crus cerebri

N. oculomotorius

Fibrae pontis transversae

A. basilaris

Nuclei habenulae

Plexus chorioideus ventriculi tertii

Habenula

Recessus pinealis

Commissura posterior

Brachium colliculi inferioris

Substantia grisea centralis

Lemniscus medialis

Tractus tegmentalis centralis

Substantia nigra

Nucleus ruber

Tractus corticopontinus

Fossa interpeduncularis

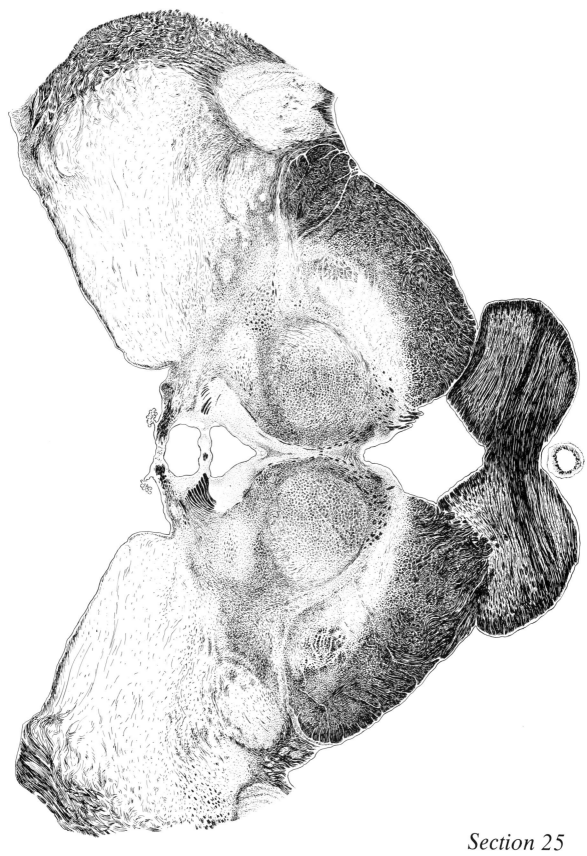

Section 25

26   Oblique section through the mesencephalon with substantia nigra, aquaeductus cerebri, and corpus pineale.

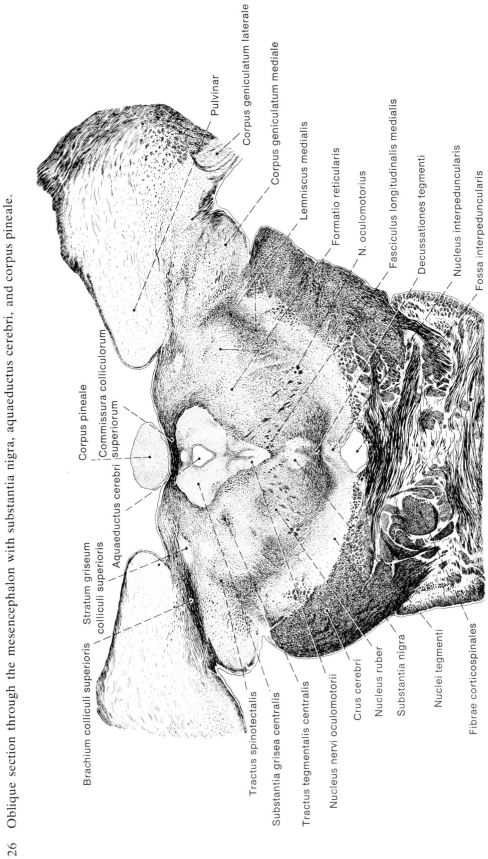

Pulvinar

Corpus geniculatum laterale

Corpus geniculatum mediale

Lemniscus medialis

Formatio reticularis

N. oculomotorius

Fasciculus longitudinalis medialis

Decussationes tegmenti

Nucleus interpeduncularis

Fossa interpeduncularis

Brachium colliculi superioris

Corpus pineale

Stratum griseum
colliculi superioris

Commissura colliculorum
superiorum

Aquaeductus cerebri

Tractus spinotectalis

Substantia grisea centralis

Tractus tegmentalis centralis

Nucleus nervi oculomotorii

Crus cerebri

Nucleus ruber

Substantia nigra

Nuclei tegmenti

Fibrae corticospinales

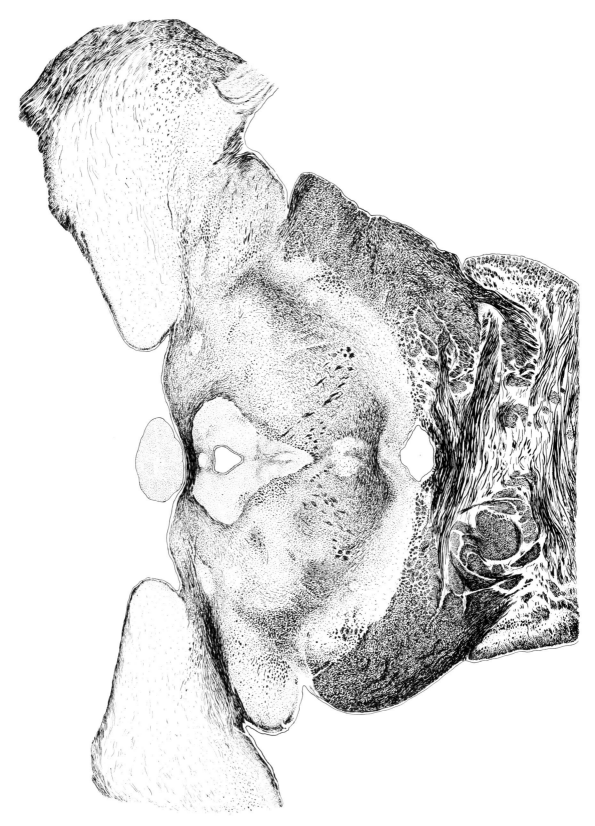

Section 26

Cross-Section through the Rhombencephalon

Region of the rostral pons to the lower medulla

Sections 27–34 (Enlargement: 27–32, 7×; 33 and 34, 13×)

27   Cross-section through the rostral pons at the level of the superior cerebellar pedicles and the sensory trigeminal nucleus.

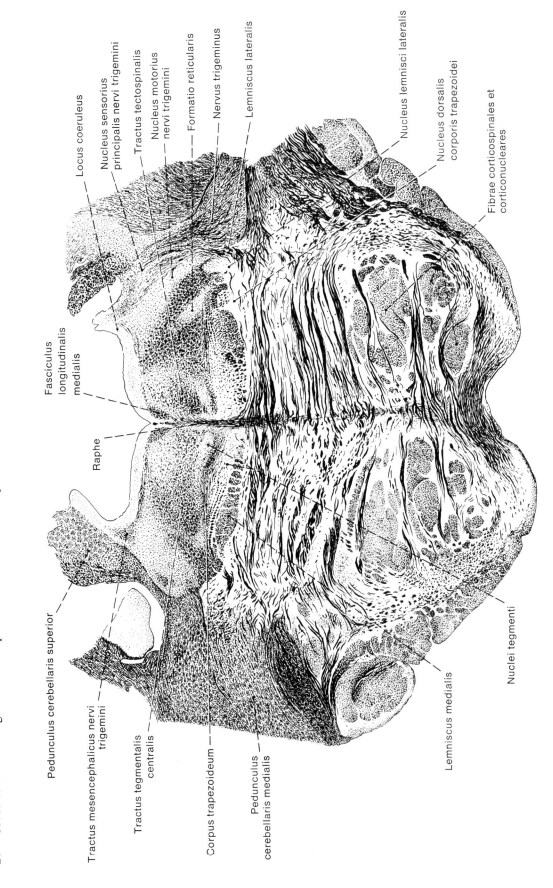

Locus coeruleus

Nucleus sensorius principalis nervi trigemini

Tractus tectospinalis

Nucleus motorius nervi trigemini

Formatio reticularis

Nervus trigeminus

Lemniscus lateralis

Nucleus lemnisci lateralis

Nucleus dorsalis corporis trapezoidei

Fibrae corticospinales et corticonucleares

Fasciculus longitudinalis medialis

Raphe

Pedunculus cerebellaris superior

Tractus mesencephalicus nervi trigemini

Tractus tegmentalis centralis

Corpus trapezoideum

Pedunculus cerebellaris medialis

Lemniscus medialis

Nuclei tegmenti

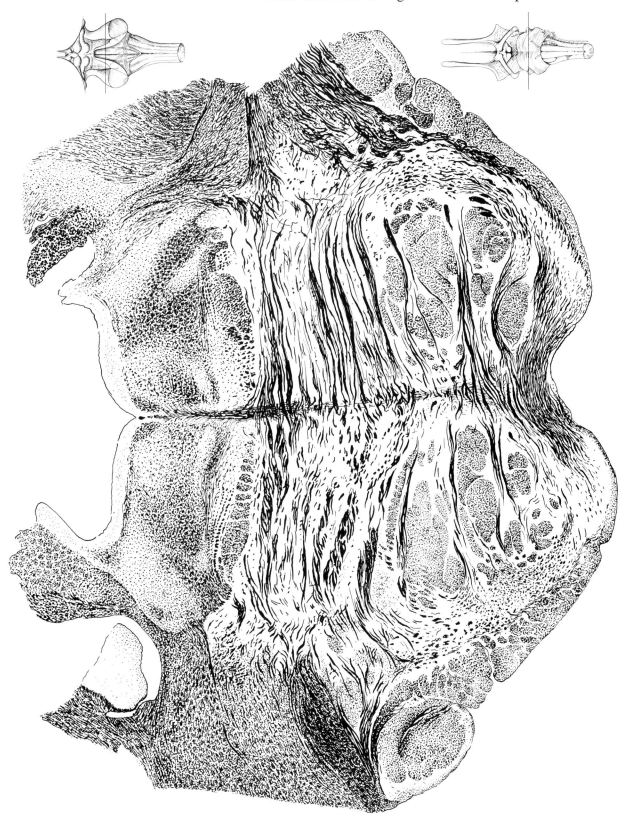

Section 27

28   Cross-section through the rostral pons at the level of the colliculi faciales and the medial cerebellar pedicles.

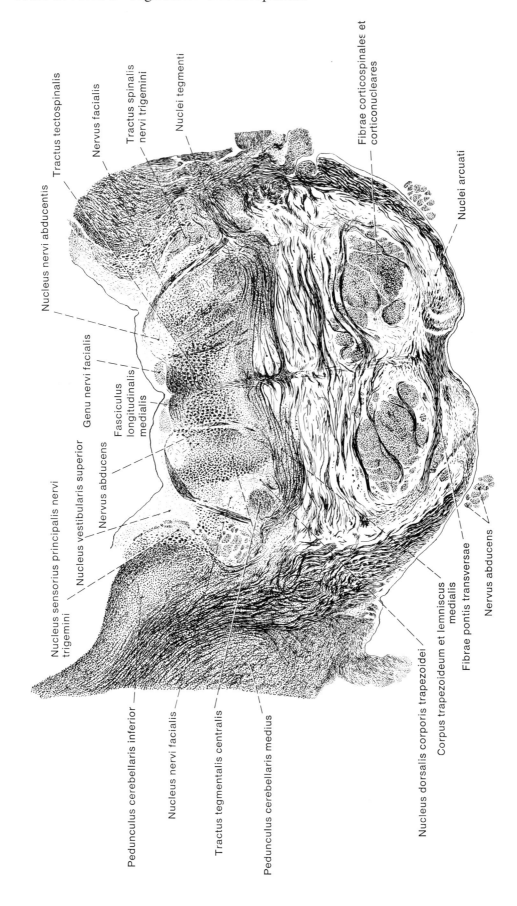

Tractus tectospinalis

Nervus facialis

Tractus spinalis nervi trigemini

Nuclei tegmenti

Fibrae corticospinales et corticonucleares

Nuclei arcuati

Nucleus nervi abducentis

Genu nervi facialis

Fasciculus longitudinalis medialis

Nucleus vestibularis superior

Nervus abducens

Nucleus sensorius principalis nervi trigemini

Pedunculus cerebellaris inferior

Nucleus nervi facialis

Tractus tegmentalis centralis

Pedunculus cerebellaris medius

Nucleus dorsalis corporis trapezoidei

Corpus trapezoideum et lemniscus medialis

Fibrae pontis transversae

Nervus abducens

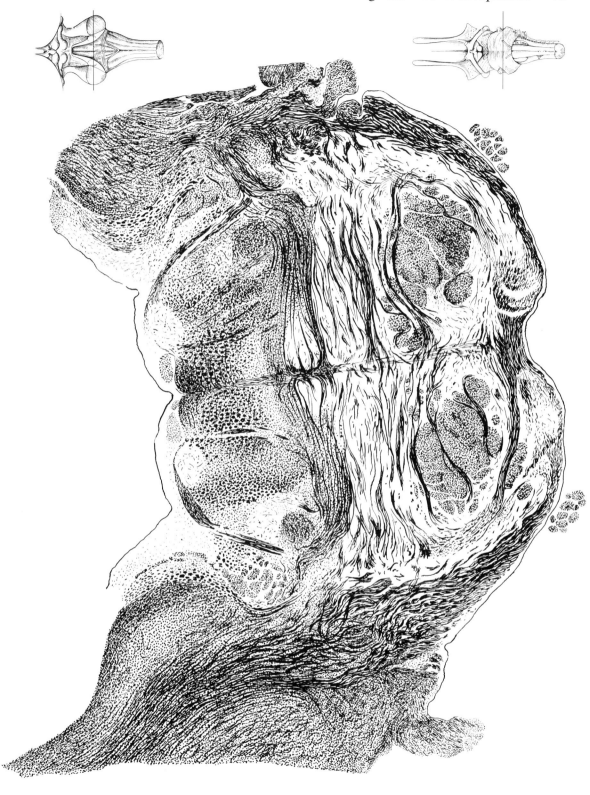

Section 28

29   Cross-section through the rostral pons at the level of the facial nuclei and the inferior cerebellar pedicles.

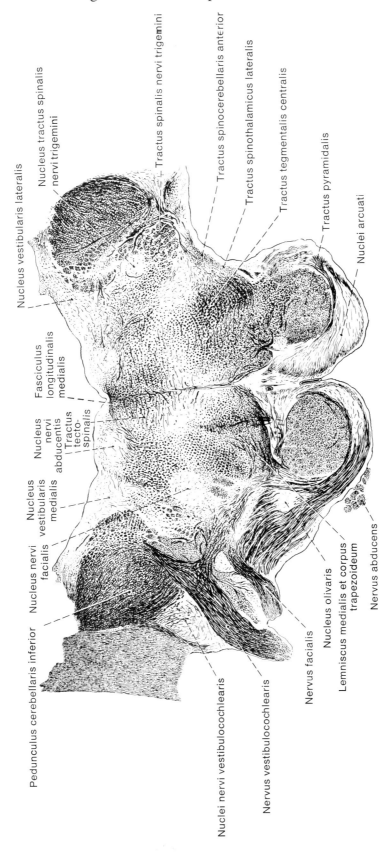

Nucleus vestibularis lateralis

Nucleus tractus spinalis nervi trigemini

Tractus spinalis nervi trigemini

Tractus spinocerebellaris anterior

Tractus spinothalamicus lateralis

Tractus tegmentalis centralis

Tractus pyramidalis

Nuclei arcuati

Fasciculus longitudinalis medialis

Nucleus nervi abducentis

Tractus tecto-spinalis

Nucleus vestibularis medialis

Nucleus nervi facialis

Pedunculus cerebellaris inferior

Nuclei nervi vestibulocochlearis

Nervus vestibulocochlearis

Nervus facialis

Nucleus olivaris

Lemniscus medialis et corpus trapezoideum

Nervus abducens

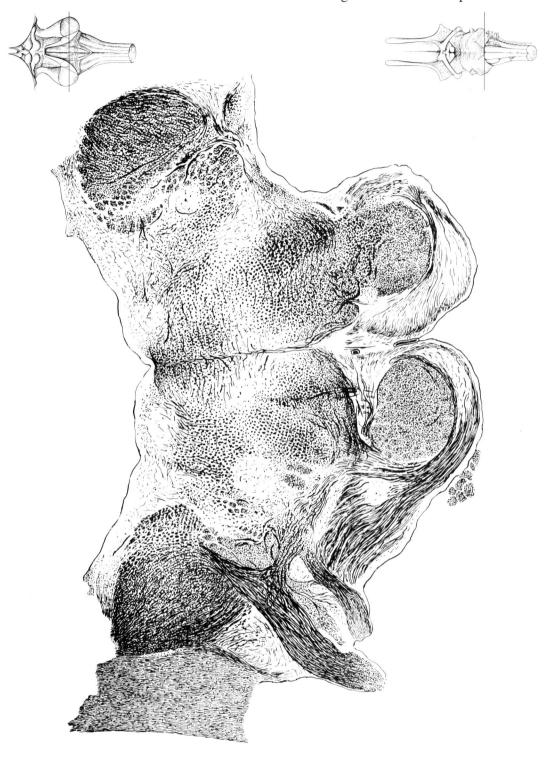

Section 29

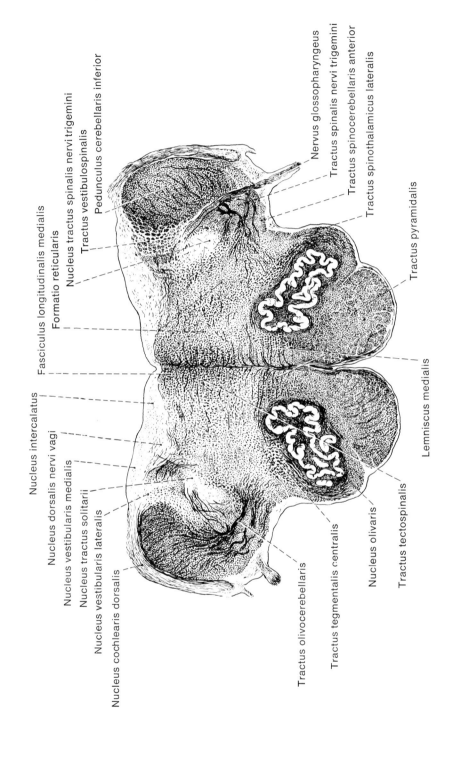

30   Cross-section through the rostral pons at the level of the nuclei vestibulares et cochleares dorsales.

Fasciculus longitudinalis medialis
Formatio reticularis
Nucleus tractus spinalis nervi trigemini
Tractus vestibulospinalis
Pedunculus cerebellaris inferior

Nervus glossopharyngeus
Tractus spinalis nervi trigemini
Tractus spinocerebellaris anterior
Tractus spinothalamicus lateralis
Tractus pyramidalis

Lemniscus medialis

Nucleus intercalatus
Nucleus dorsalis nervi vagi
Nucleus vestibularis medialis
Nucleus tractus solitarii
Nucleus vestibularis lateralis
Nucleus cochlearis dorsalis

Tractus olivocerebellaris
Tractus tegmentalis centralis
Nucleus olivaris
Tractus tectospinalis

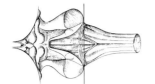
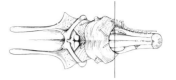

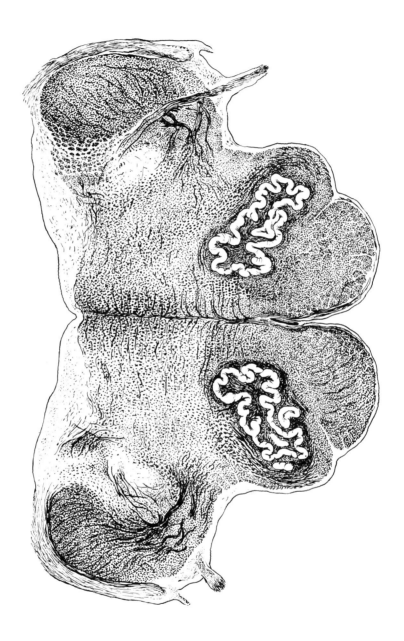

Section 30

31   Cross-section through the rostral pons at the level of the hypoglossus nucleus.

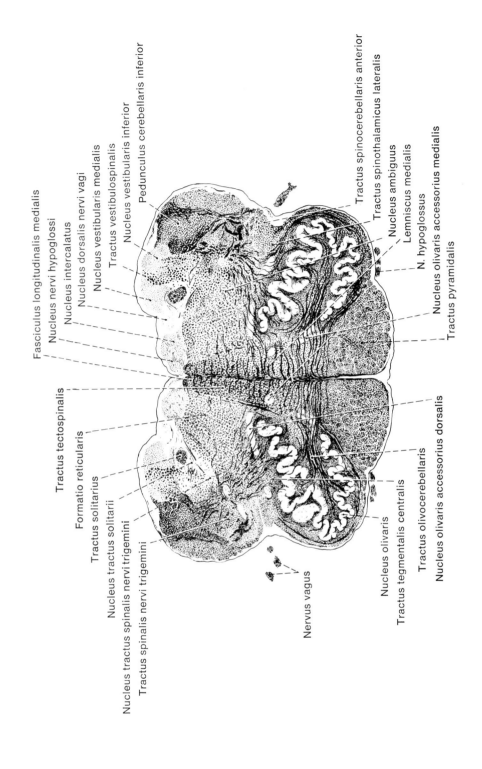

Fasciculus longitudinalis medialis
Nucleus nervi hypoglossi
Nucleus intercalatus
Nucleus dorsalis nervi vagi
Nucleus vestibularis medialis
Tractus vestibulospinalis
Nucleus vestibularis inferior
Pedunculus cerebellaris inferior

Tractus spinocerebellaris anterior
Tractus spinothalamicus lateralis
Nucleus ambiguus
Lemniscus medialis
N. hypoglossus
Nucleus olivaris accessorius medialis
Tractus pyramidalis

Tractus tectospinalis
Formatio reticularis
Tractus solitarius
Nucleus tractus solitarii
Nucleus tractus spinalis nervi trigemini
Tractus spinalis nervi trigemini

Nervus vagus

Nucleus olivaris
Tractus tegmentalis centralis
Tractus olivocerebellaris
Nucleus olivaris accessorius dorsalis

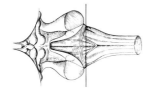
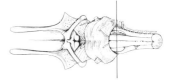

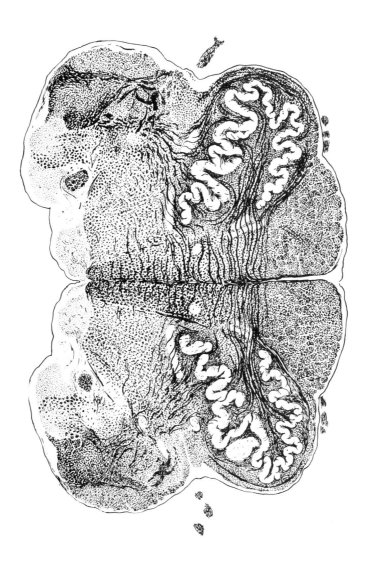

Section 31

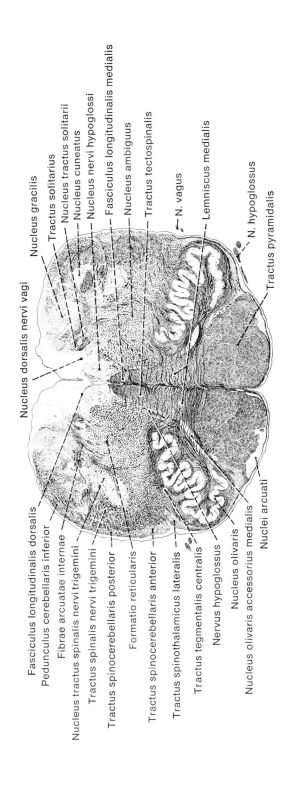

32   Cross-section through the rostral pons at the level of the trigonum nervi vagi.

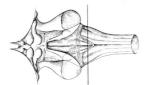

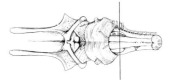

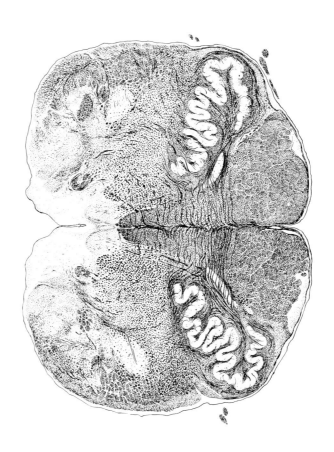

Section 32

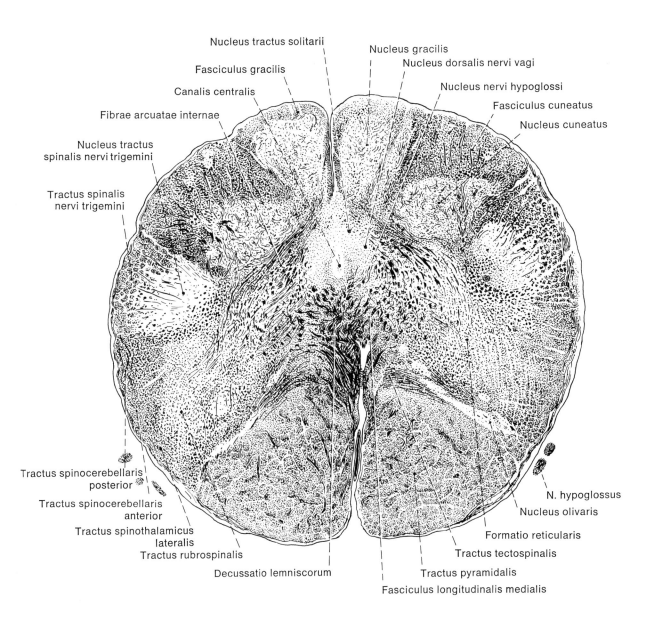

Nucleus tractus solitarii

Fasciculus gracilis

Canalis centralis

Fibrae arcuatae internae

Nucleus tractus
spinalis nervi trigemini

Tractus spinalis
nervi trigemini

Nucleus gracilis
Nucleus dorsalis nervi vagi

Nucleus nervi hypoglossi

Fasciculus cuneatus

Nucleus cuneatus

Tractus spinocerebellaris
posterior

Tractus spinocerebellaris
anterior

Tractus spinothalamicus
lateralis

Tractus rubrospinalis

Decussatio lemniscorum

N. hypoglossus

Nucleus olivaris

Formatio reticularis

Tractus tectospinalis

Tractus pyramidalis

Fasciculus longitudinalis medialis

33   Cross-section through the medulla oblongata at the level of the nuclei graciles et cuneati.

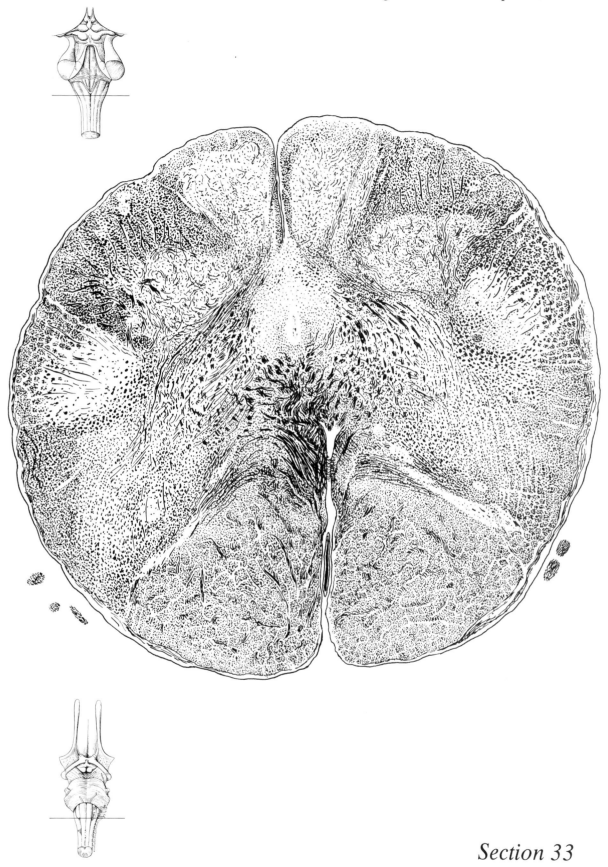

Section 33

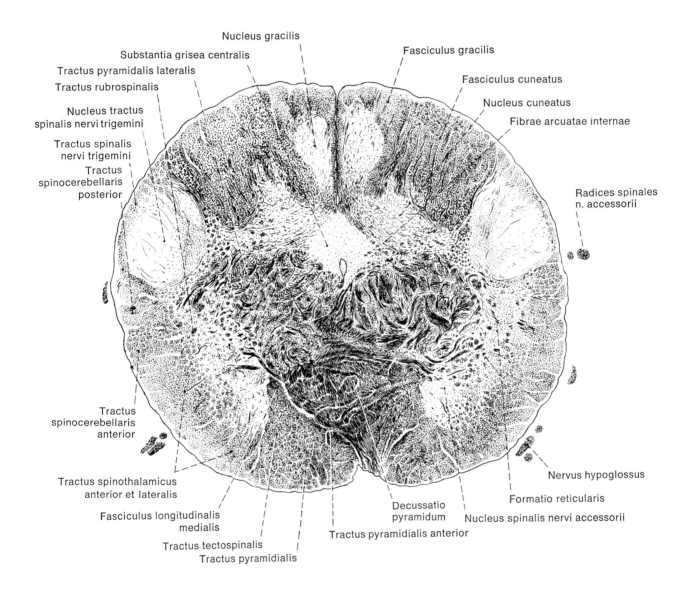

34   Cross-section through the medulla oblongata with fasciculi graciles et cuneati, and decussation of pyramids.

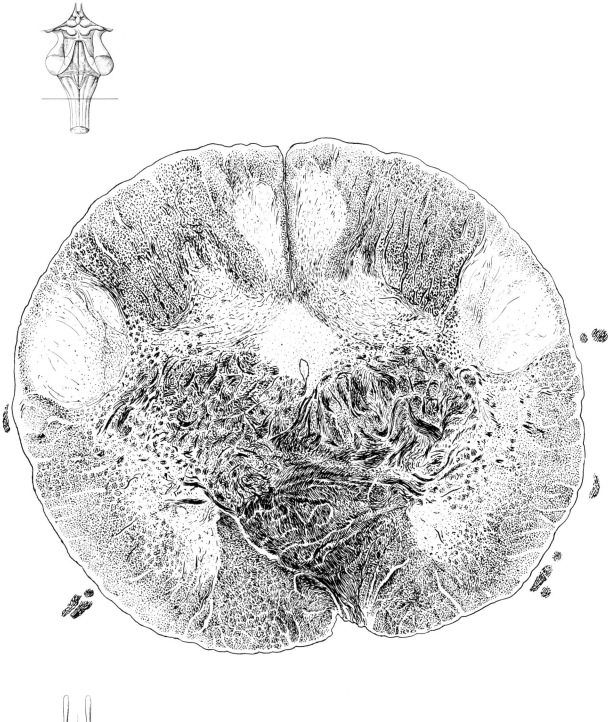

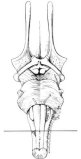

Section 34

Cross-Sections through the Spinal Cord

Region of C VIII, Th VI, L II, and S I

Sections 35–38 (Enlargement: 35, 13× ; 36, 19× ; 37, 16× ; 38, 11.4×)

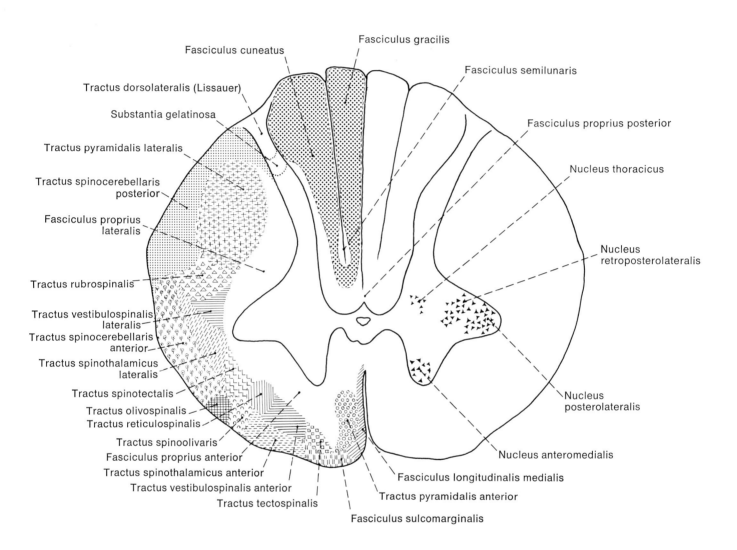

35   Section through the cervical spinal cord at the level of C VIII (schematic drawing after J. P. Schadé, 1966).

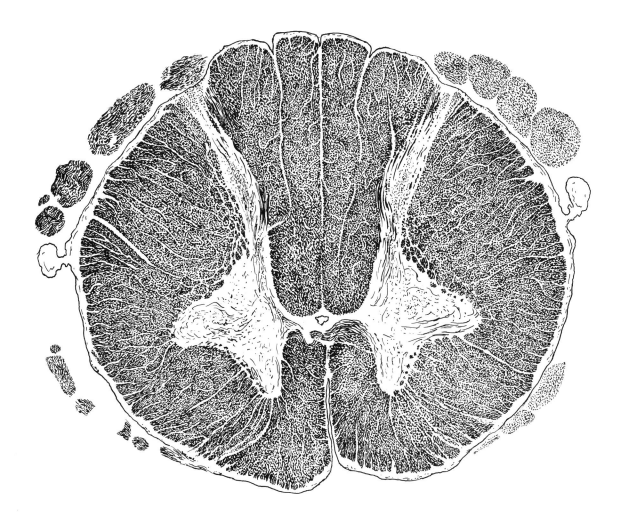

Section 35

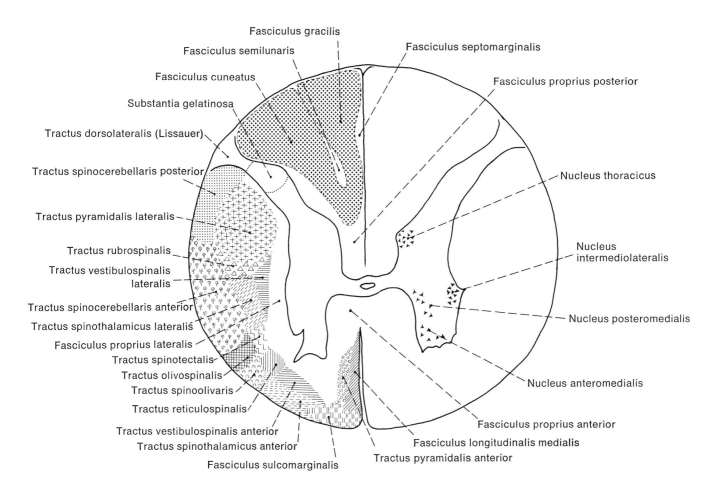

Fasciculus gracilis

Fasciculus semilunaris

Fasciculus cuneatus

Substantia gelatinosa

Tractus dorsolateralis (Lissauer)

Tractus spinocerebellaris posterior

Tractus pyramidalis lateralis

Tractus rubrospinalis

Tractus vestibulospinalis lateralis

Tractus spinocerebellaris anterior

Tractus spinothalamicus lateralis

Fasciculus proprius lateralis

Tractus spinotectalis

Tractus olivospinalis

Tractus spinoolivaris

Tractus reticulospinalis

Tractus vestibulospinalis anterior

Tractus spinothalamicus anterior

Fasciculus sulcomarginalis

Fasciculus septomarginalis

Fasciculus proprius posterior

Nucleus thoracicus

Nucleus intermediolateralis

Nucleus posteromedialis

Nucleus anteromedialis

Fasciculus proprius anterior

Fasciculus longitudinalis medialis

Tractus pyramidalis anterior

36   Section through the dorsal portion of the spinal cord at the level of Th VI (schematic drawing after J. P. Schadé, 1966).

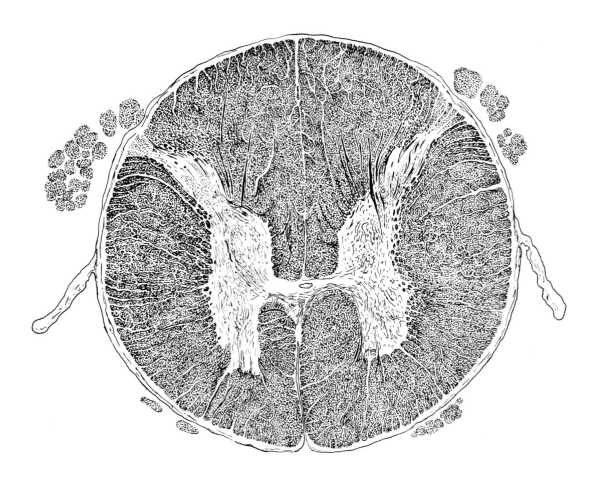

Section 36

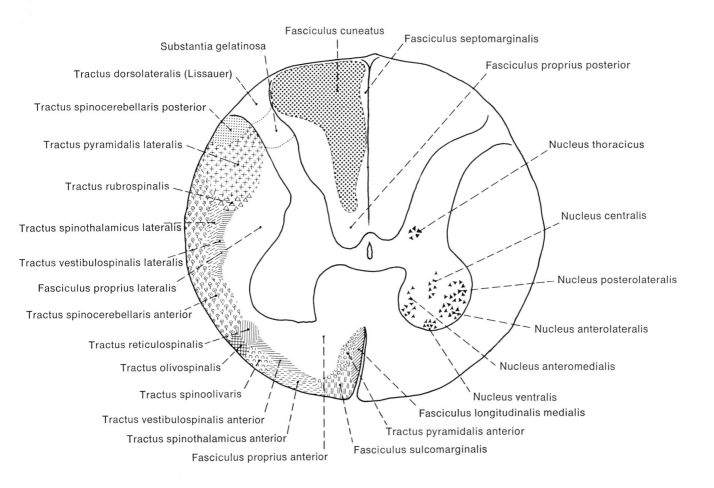

Fasciculus cuneatus

Substantia gelatinosa

Fasciculus septomarginalis

Tractus dorsolateralis (Lissauer)

Fasciculus proprius posterior

Tractus spinocerebellaris posterior

Tractus pyramidalis lateralis

Tractus rubrospinalis

Tractus spinothalamicus lateralis

Tractus vestibulospinalis lateralis

Fasciculus proprius lateralis

Tractus spinocerebellaris anterior

Tractus reticulospinalis

Tractus olivospinalis

Tractus spinoolivaris

Tractus vestibulospinalis anterior

Tractus spinothalamicus anterior

Fasciculus proprius anterior

Nucleus thoracicus

Nucleus centralis

Nucleus posterolateralis

Nucleus anterolateralis

Nucleus anteromedialis

Nucleus ventralis

Fasciculus longitudinalis medialis

Tractus pyramidalis anterior

Fasciculus sulcomarginalis

37   Section through the lumbar portion at the level of L II (schematic drawing after J. P. Schadé, 1966).

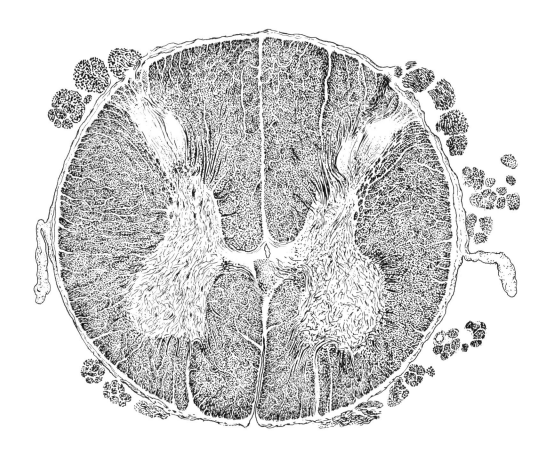

Section 37

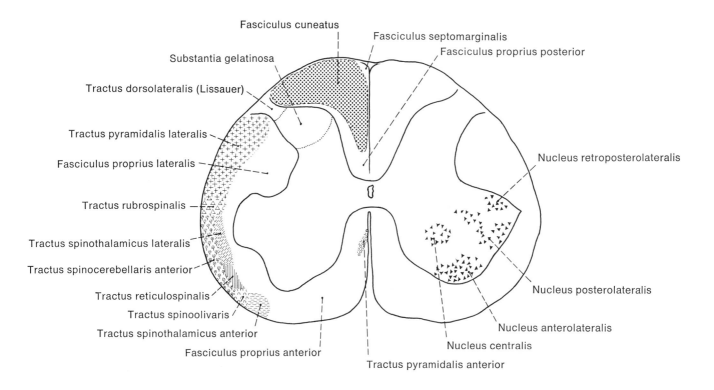

Fasciculus cuneatus

Fasciculus septomarginalis

Fasciculus proprius posterior

Substantia gelatinosa

Tractus dorsolateralis (Lissauer)

Tractus pyramidalis lateralis

Fasciculus proprius lateralis

Nucleus retroposterolateralis

Tractus rubrospinalis

Tractus spinothalamicus lateralis

Tractus spinocerebellaris anterior

Nucleus posterolateralis

Tractus reticulospinalis

Tractus spinoolivaris

Tractus spinothalamicus anterior

Nucleus anterolateralis

Fasciculus proprius anterior

Nucleus centralis

Tractus pyramidalis anterior

38   Section through the sacral cord at the level of S I (schematic drawing after J. P. Schadé, 1966).

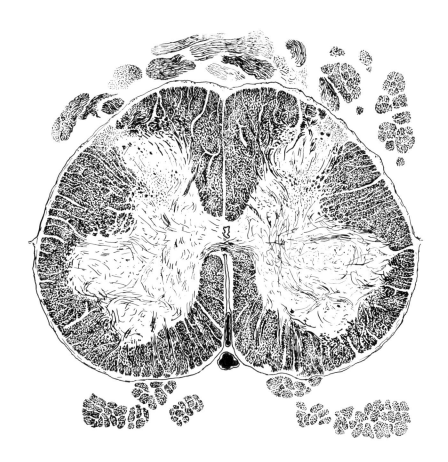

Section 38

Sources and Suggested Readings

Benninghoff, A., K. Goerttler: Lehrbuch der Anatomie des Menschen, hrsg. von H. Ferner und J. Staubesand. 3. Bd.: Nervensystem, Haut und Sinnesorgane, 9. Aufl., von Helmut Ferner. Urban & Schwarzenberg, München 1975

Brodal, A.: Neurological Anatomy in Relation to Clinical Medicine. Oxford University Press, New York 1969

Carpenter, M. B.: Human Neuroanatomy, 7th Edition. Williams & Wilkins, Baltimore 1976

Clara, M.: Das Nervensystem des Menschen. Ein Lehrbuch für Studierende und Ärzte. 3. Aufl. Barth, Leipzig 1959

Crosby, C., T. Humphrey, E. W. Lauer: Correlative Anatomy of the Nervous System. Macmillan, New York 1962

Grote, W.: Neurochirurgie. Thieme, Stuttgart 1975

House, E. L., B. Pansky: A Functional Approach to Neuroanatomy, 2nd Edition. McGraw-Hill, New York 1967

Krieg, W. S. J.: Functional Neuroanatomy, 2nd Edition. Blakiston New York 1953

Ludwig, E., J. Klingler: Atlas Cerebri Humani. Der innere Bau des Gehirns. Karger, Basel 1956

Miller, R. A., E. Burack: Atlas of the Central Nervous System in Man. Williams & Wilkins, Baltimore 1968

Mumenthaler, M.: Neurologie für Ärzte und Studenten. Thieme, Stuttgart 1967

Peele, T. L.: The Neuroanatomie Basis for Clinical Neurology, 2nd Edition. McGraw-Hill, New York 1961

Ranson, S. W.: The Anatomy of the Nervous System, its Development and Function, 8th Edition. Saunders, Philadelphia 1947

Riley, H. A.: An Atlas of the Basal Ganglia, Brain Stem and Spinal Cord. Williams & Wilkins, Baltimore 1943

Roberts, M., J. Hanaway: Atlas of the Human Brain in Section. Lea & Febiger, Philadelphia 1970

Rohen, J.: Funktionelle Anatomie des Nervensystems. Ein kurzgefaßtes Lehrbuch nach funktionellen Gesichtspunkten für Studierende und Ärzte. Schattauer, Stuttgart 1971

Schadé, J. P.: The Peripheral Nervous System. Elsevier, Amsterdam 1966

Schaltenbrand, G., P. Bailey: Einführung in die Stereotaktischen Operationen mit einem Atlas des Menschlichen Gehirns. Thieme, Stuttgart 1959

Villiger, E.: Gehirn und Rückenmark; Leitfaden für das Studium der Morphologie und des Faserverlaufs, 14. Aufl. Schwabe, Basel 1946

Index

2. English/Latin